Elizabeth Pantley
Das liebevolle Schlafbuch
für Neugeborene

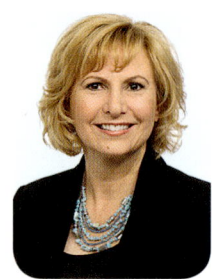

Elizabeth Pantley ist Expertin für sanfte, achtsame Erziehung. Ihre Bücher wurden in 27 Sprachen übersetzt. Sie ist selbst Mutter von vier Kindern und weiß aus eigener Erfahrung, welche Fragen Eltern bewegen. Weitere Erfolgstitel von Elizabeth Pantley sind »Schlafen statt Schreien«, »Fremdeln, Klammern, Trennungsangst«, »Erziehen ohne Frust und Tränen« und »Ab ins Bett!« – alle im TRIAS Verlag erschienen. Elizabeth Pantley lebt in Seattle (Washington). Mehr über die Autorin erfahren Sie auf ihrer Website www.nocrysolution.com.

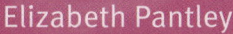
Elizabeth Pantley

Das liebevolle Schlaf-
buch für Neugeborene

Ruhige Familien-Nächte von Anfang an

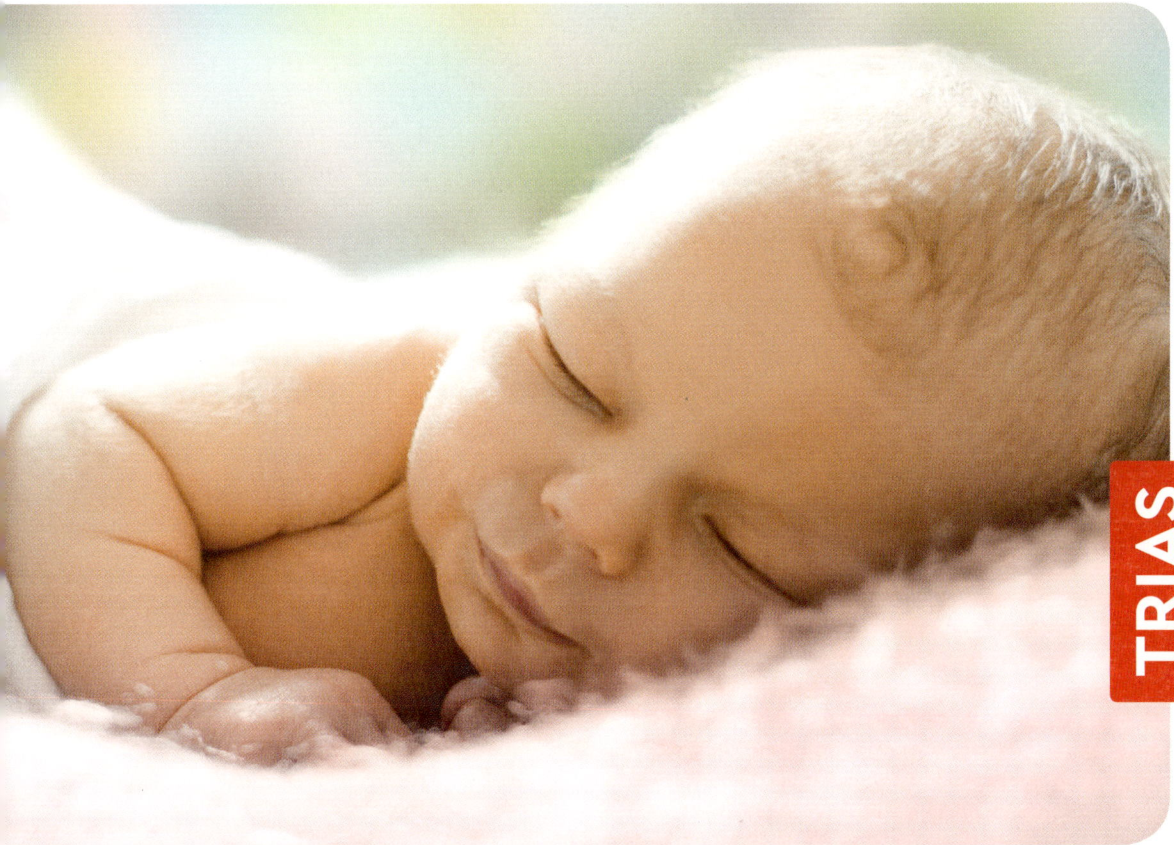

TRIAS

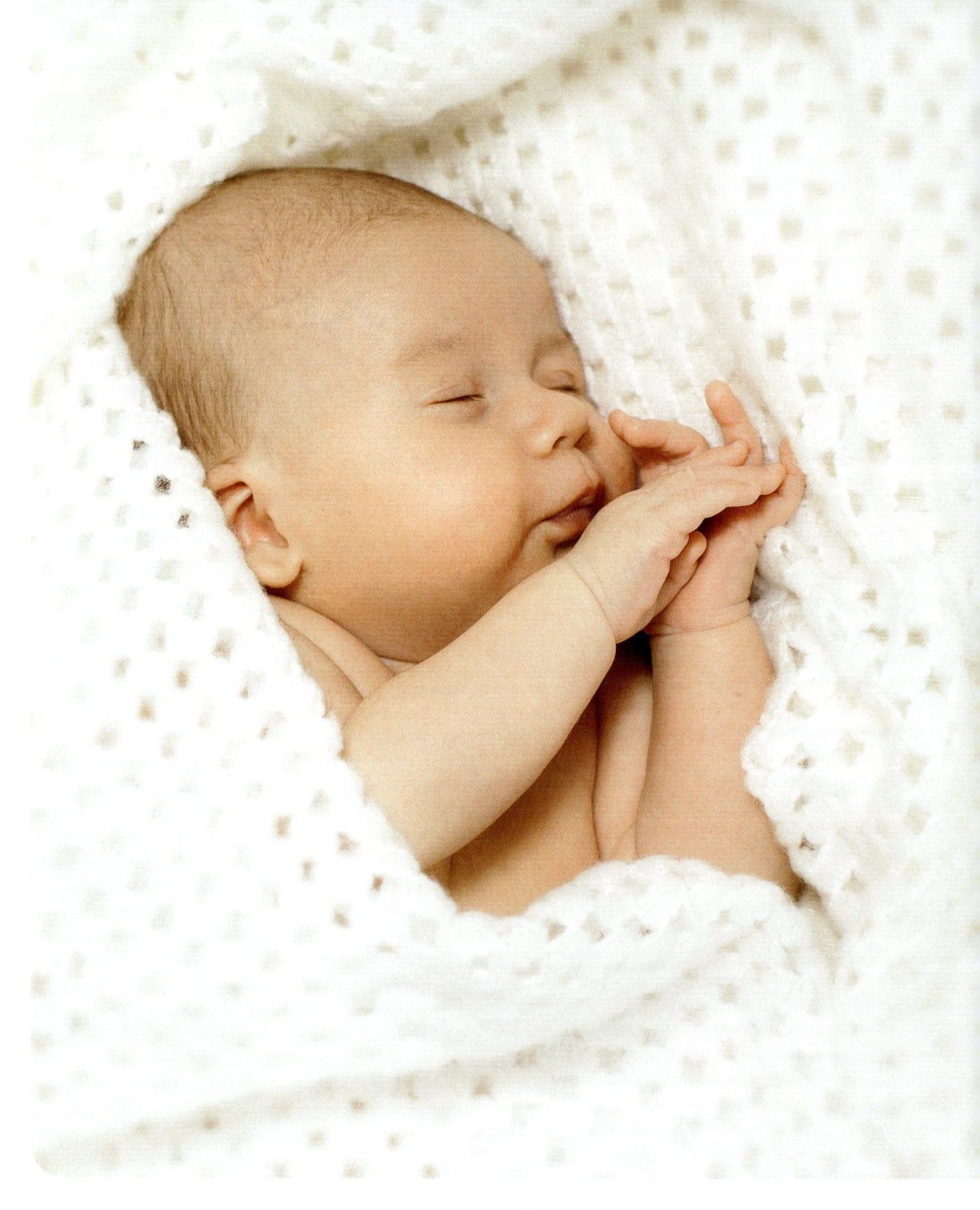

Widmung

Dieses Buch widme ich Hunter Augustus, meinem wundervollen Enkel, der meine Welt mit seinem Lächeln, Glucksen und seinen Umarmungen reicher macht. Ich dachte immer, meine eigenen vier Kinder seien die ultimative Liebeserfahrung, aber mein zartes Empfinden für das erste Kind meines ersten Kindes beschwört bei mir ein ganzes Potpourri an Gefühlen herauf. Er hat in mir wieder das Bedürfnis geweckt, die wertvollsten Geschöpfe auf Erden– neugeborene Kinder – zu beschützen und jene zu unterstützen, die für sie verantwortlich sind. Hunter, du bist mein Sonnenschein, selbst in den unspektakulärsten Momenten verzückst du mich und unsere besondere Beziehung bedeutet mir viel.

Liebe Leserin,
lieber Leser,

ein Neugeborenes stellt Ihr Leben ganz schön auf den Kopf. Egal, wie gut Sie sich vorbereitet haben, ich verspreche Ihnen, dieses kleine Persönchen hält eine Menge Überraschungen bereit. Man kann nicht in Worte fassen, wie sehr man sein kleines Baby liebt. Wenn Ihr kleines, süßes Neugeborenes in Ihren Armen einschläft, werden Sie auf es herabsehen und ein maßloses Beschützergefühl wird in Ihnen losbrechen wie ein Tsunami. Ein grenzenloses Bedürfnis, dieses zarte Wesen zu behüten und für es zu sorgen wird so überwältigend sein, wie Sie es noch nie erlebt haben.

Aber diese Müdigkeit! Herrje, diese Müdigkeit! Wahrscheinlich waren Sie in Ihrem ganzen Leben noch nie so müde wie in der ersten Zeit mit Ihrem Baby. Und möglicherweise hat sich Ihnen noch nie ein so scheinbar unlösbares Problem in den Weg gestellt wie der Grund für Ihre Müdigkeit. Wenn Sie jedoch so sind wie ich, steht für Sie an erster Stelle, sich liebevoll um das Baby zu kümmern, ihm keinen Grund zum Weinen zu geben, auf sein Weinen zu reagieren und den Auslöser für seine Tränen auszumerzen. Somit wird es vom Tag der Geburt Ihre größte Herausforderung sein, das Rätsel um den Schlaf Ihres Babys zu lösen.

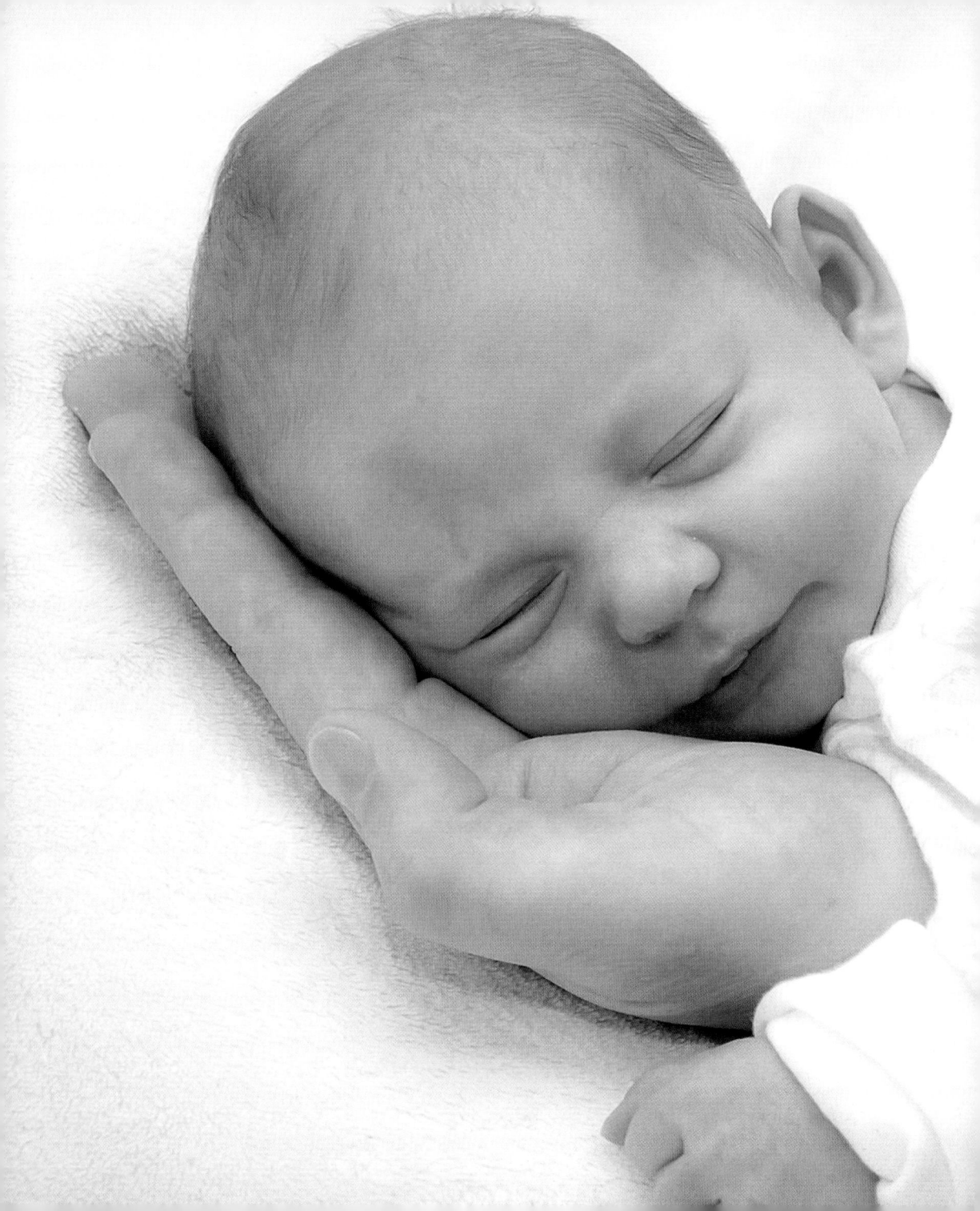

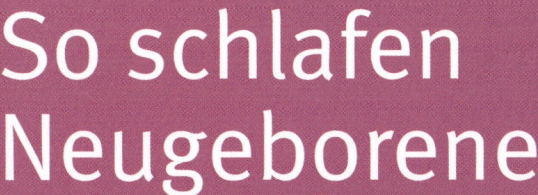

So schlafen Neugeborene

Neugeborene schlafen anders als ältere Kinder und Erwachsene. Was ist normal? Womit sollten Sie rechnen? Und was können Sie tun, damit Ihr Baby gut schläft?

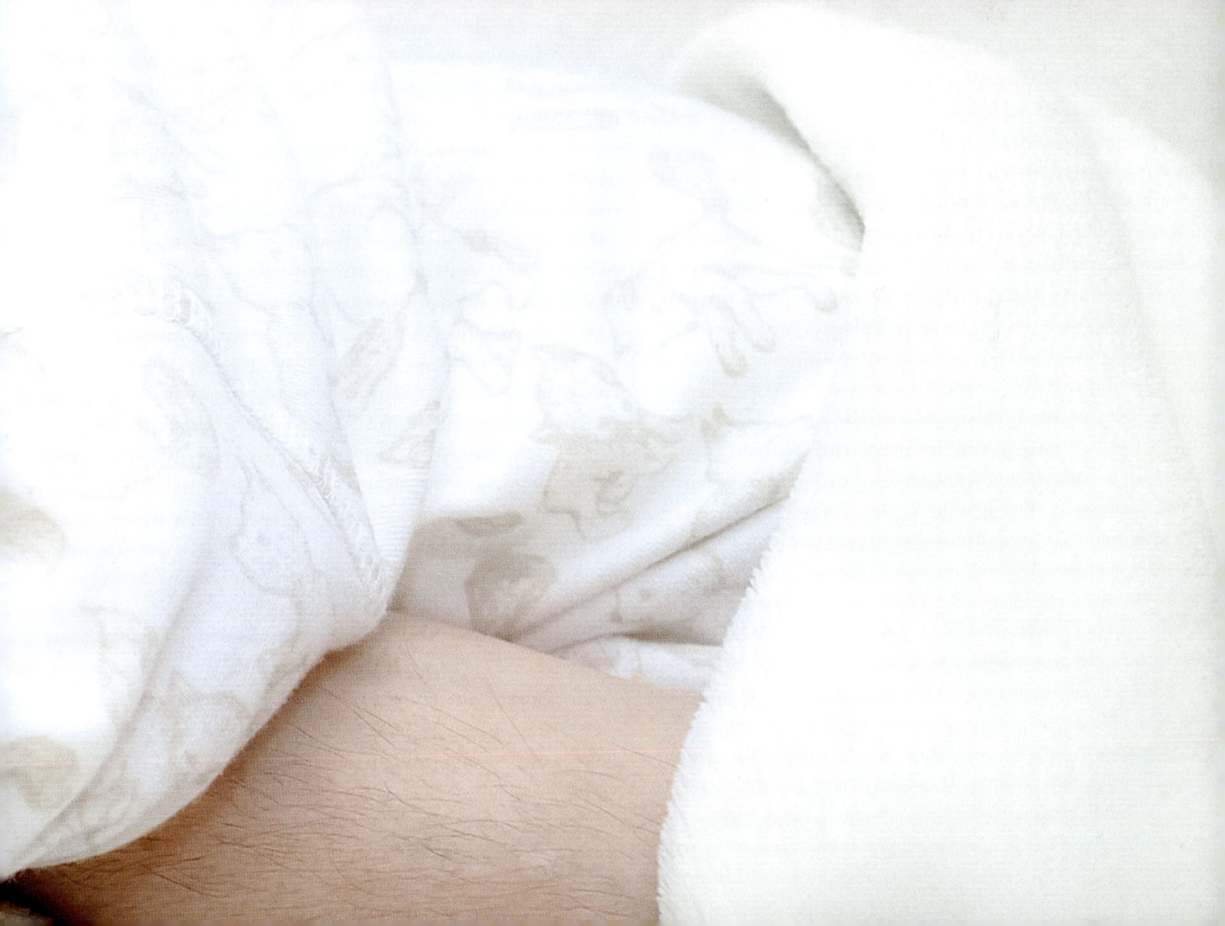

Auf den Anfang kommt es an

Herzlichen Glückwunsch! Sie haben ein Baby, das gar nicht schlafen lernen muss, denn das kann es bereits. Aber Sie können es mit ein paar Kniffen unterstützen.

Als ich vor mehr als 25 Jahren mein erstes Kind bekam, war ich vom ersten Augenblick an bis zum heutigen Tag eine liebevolle Mutter. Ich war nicht der Meinung, dass sich mein Baby – oder irgendein Baby – jemals in den Schlaf weinen sollte. Ich fand es gemein und herzlos, ein kleines, süßes Wesen, sein eigen Fleisch und Blut, so zu behandeln, und ich konnte mir gar nicht vorstellen, wie irgendjemand so etwas tun konnte. Ich fand aber auch, dass Babys schlafen müssen – und ihre Eltern ebenso.

Zeitsprung – vier Kinder, ein Enkelkind, dreizehn Elternratgeber (davon vier zum Thema Schlaf) und endlose Arbeit mit Tausenden Eltern später. Jetzt verstehe ich erst, wie wichtig Schlaf für die Gesundheit und das Wohlbefinden von Babys wirklich ist, aber ich bin weiterhin der Meinung, dass sich kein Kind in den Schlaf weinen sollte. Niemals. Ich finde das gemein und herzlos und kann weiterhin nicht nachvollziehen, wie man so etwas tun kann, zumal die Forschung uns immer deutlicher zeigt, dass dies keine gesunde Möglichkeit ist, ein Kind dazu zu bekommen, besser zu schlafen.

Meine Gedanken zum Neugeborenenschlaf

Damit Sie meine Philosophie verstehen und entscheiden können, ob sie zu

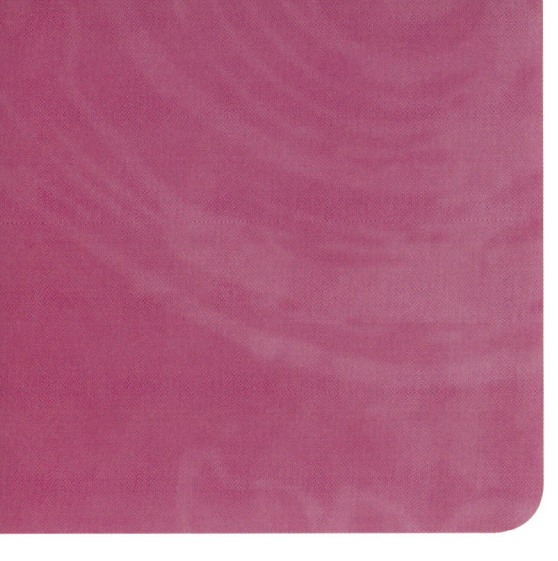

dass es in dieser Welt um Güte, Bindung und Liebe geht, und dass unsere Kinder von ihrem ersten Lebenstag an spüren sollten, dass wir für sie da sind – Tag und Nacht, heute, morgen, für immer.

Ich glaube, dass Elternsein ein 24-Stun-den-Job ist. Ich glaube, dass dieser Job nicht abends nach dem Zubettbringen endet und erst am nächsten Morgen weitergeht. Ich bin der Meinung, dass wir nachts genauso gute Eltern sein sollten wie tagsüber.

Ich glaube, dass Neugeborene ab Geburt berechtige Bedürfnisse haben, die über Nahrung und Schutz hinausgehen. Ich glaube, dass ihr Bedürfnis nach Trost und menschlicher Nähe genauso wichtig ist.

Ich glaube, dass alle Kinder von Geburt an wissen, wie man schläft und sie nur einen achtsamen, liebevollen Erwachsenen brauchen, der ihnen in den Schlaf hilft, wenn sie müde sind.

Ich glaube, dass unsere Art, mit unseren Babys umzugehen, wie wir sie behandeln, wie wir mit ihnen kommunizieren, der Grundstein für eine lebenslange bin-dungsorientierte Beziehung ist.

Ihrer eigenen passt, fasse ich hier meine Grundgedanken über Babys und beson-ders den Neugeborenenschlaf zusammen:

Ich glaube, dass man ein Baby nicht verwöhnen kann. Man kann es nicht zu oft im Arm halten, nicht zu viel mit ihm kuscheln, es nicht zu häufig küssen, zu oft singen oder stillen. Babys kann man gar nicht zu sehr lieben. Und Liebe definiert sich für Babys auf sehr körperliche Art und Weise.

Ich glaube, dass ein Kind auf diese Welt kommt, um alles über sie zu erfahren. Ich glaube, dass wir unseren Kindern mit all unseren Worten und Taten zeigen sollten,

Täglich erhalte ich E-Mails von Eltern mit schlecht schlafenden Babys und Kleinkindern, und meiner Meinung nach hätten etliche von ihnen weniger Schwierigkeiten, wenn sie sich bereits in der Neugeborenenzeit anders verhalten hätten. In diesem Buch geht es darum, direkt von Anfang an gut loszulegen. Es geht darum, die Schlafbedürfnisse Ihres Neugeborenen kennenzulernen und zu verstehen und ihm zu dem Schlaf zu verhelfen, den es braucht, während Sie gleichzeitig genügend Schlaf bekommen, um tagsüber Ihr Baby gut kennenzulernen.

Warum Sie hier keine Schlafprotokolle finden

In all meinen anderen Schlafbüchern (für Kinder ab vier Monaten) gibt es Schlafprotokolle zum Ausfüllen sowie Listen, um sich Pläne und Vorgehensweisen in Bezug auf das Schlafen zu notieren. Aber wenn Sie ein Neugeborenes haben, ist beides nicht nötig. Es könnte sogar schädlich sein, wenn dadurch unrealistische Erwartungen geweckt werden. Möglicherweise setzt es Sie unter Druck, wenn Sie schwarz auf weiß sehen, wann Ihr Baby tagsüber schläft oder wie häufig es nachts aufwacht. Neugeborenenschlaf

ist noch sehr fragmentiert und jedes Baby hat seinen eigenen Schlafrhythmus. Würden Sie sich all diese Notizen machen, hielte es Sie lediglich von Ihrer wichtigsten Aufgabe ab: Ihr Baby kennenzulernen.

Während dieses Buch entstand, haben die Testeltern allerdings Schlafprotokolle und Listen geführt, damit wir die hilfreichsten Ansätze herausfiltern konnten. In diesem Buch finden sich immer wieder Berichte und Fragen der Testeltern. Die Schlafprotokolle und Listen wurden geführt, um herauszufinden, was normal ist und welche Tipps im Alltag funktionieren. Aber für Sie wird es keine Hausaufgaben geben!

Investition in die Zukunft

Was passiert, wenn Sie sich vom ersten Tag an auf Ihr Baby einstellen und seine Schlafbedürfnisse verstehen? Wenn Sie alle Warnungen, Ihr Kind nicht zu verwöhnen und es sich doch mal in den Schlaf weinen zu lassen, in den Wind schlagen? Wenn Sie Ihr Kind von Anfang an respekt- und liebevoll behandeln? Verwöhnen Sie es, wenn Sie auf seine Bedürfnisse reagieren? Ziehen Sie sich ein anhängliches, anspruchsvolles Kind heran, wenn Sie Ihr Leben nach ihm richten, solange es klein ist?

Das sind Fragen, die sich die Testeltern tatsächlich gestellt haben und die mir auch in den letzten Jahren wieder und wieder gestellt wurden. Vielleicht rühren diese Zweifel von unserer gesellschaftlichen Forderung her, dass Kinder von Anfang an möglichst selbstständig sein sollen. Und der Gedanke, unsere Kleinen liebevoll zu begleiten, endet bei fordernden, anhänglichen und abhängigen Kindern. Woher auch immer diese Befürchtungen kommen, lassen Sie mich Ihnen versichern, dass genau das Gegenteil der Fall ist. Zwei meiner Lieblingsautoren sagen dazu:

>> *Geht man in den ersten Monaten schnell und liebevoll auf die Bedürfnisse eines Babys ein, lernt es dadurch Selbstsicherheit, Geduld und Vertrauen. Es ist hundert Mal wichtiger, das Vertrauen Ihres Kindes zu stärken als es in Richtung Selbstständigkeit zu drängen.* <<

Dr. Harvey Karp, Autor von »Das glücklichste Baby der Welt« und »Das glücklichste Kleinkind der Welt«

>> *In den ersten Monaten müssen Eltern nicht zwischen den Bedürfnissen und den Wünschen ihres Kindes unterscheiden. Am Anfang sind Bedürfnisse und Wünsche dasselbe. In den ersten Lebensmonaten sind die Wünsche eines Babys seine Bedürfnisse. In zahlreichen Studien konnte belegt werden, dass Neugeborene eine Zeit der Abhängigkeit brauchen, um Vertrauen in ihre Bezugspersonen zu entwickeln.* <<

Dr. William Sears, Autor von »Schlafen und Wachen«, »Das 24-Stunden-Baby« und »Das Attachment Parenting Buch«

Aus persönlicher Erfahrung kann ich sagen, dass beide Aussagen stimmen. Als Mutter von drei erwachsenen Kindern und einem Sohn, der bald aufs College geht, berührt es mich jeden Tag aufs Neue, was für wunderbare Menschen sie geworden sind und was für eine gute Beziehung wir alle haben. Sie sind alle vollkommen unabhängige, kompetente Personen, vertrauensvoll und vertrauenswürdig, gütig, umsichtig und durch und durch Familienmenschen. Sie sind vier meiner besten Freunde. Auch Ihnen wünsche ich dieses kostbare Geschenk des Elternseins und möchte Ihnen dabei helfen, eine enge Bindung zu Ihrem Baby einzugehen, welche die Grundlage der lebenslangen Beziehung bildet.

Wie dieses Buch zu besserem Schlaf verhelfen kann

Schon allein das Lesen dieses Buches kann helfen, dass Ihr Baby besser schläft. Ja, genau! Wenn Sie wissen, wie Neugeborene schlafen und die 15 Schlüssel zu himmlischem Schlaf kennenlernen, werden Sie ganz leicht einige Veränderungen in Angriff nehmen. Sie brauchen keine Schlafprotokolle zu führen oder bestimmte Pläne oder Regeln einzuhalten. Allein dass Sie diese Tipps kennen, reicht schon, damit Sie einige Dinge ändern, auf die Sie sonst vielleicht nicht gekommen wären. Und wenn Ihr Baby besser schläft, schlafen auch Sie besser!

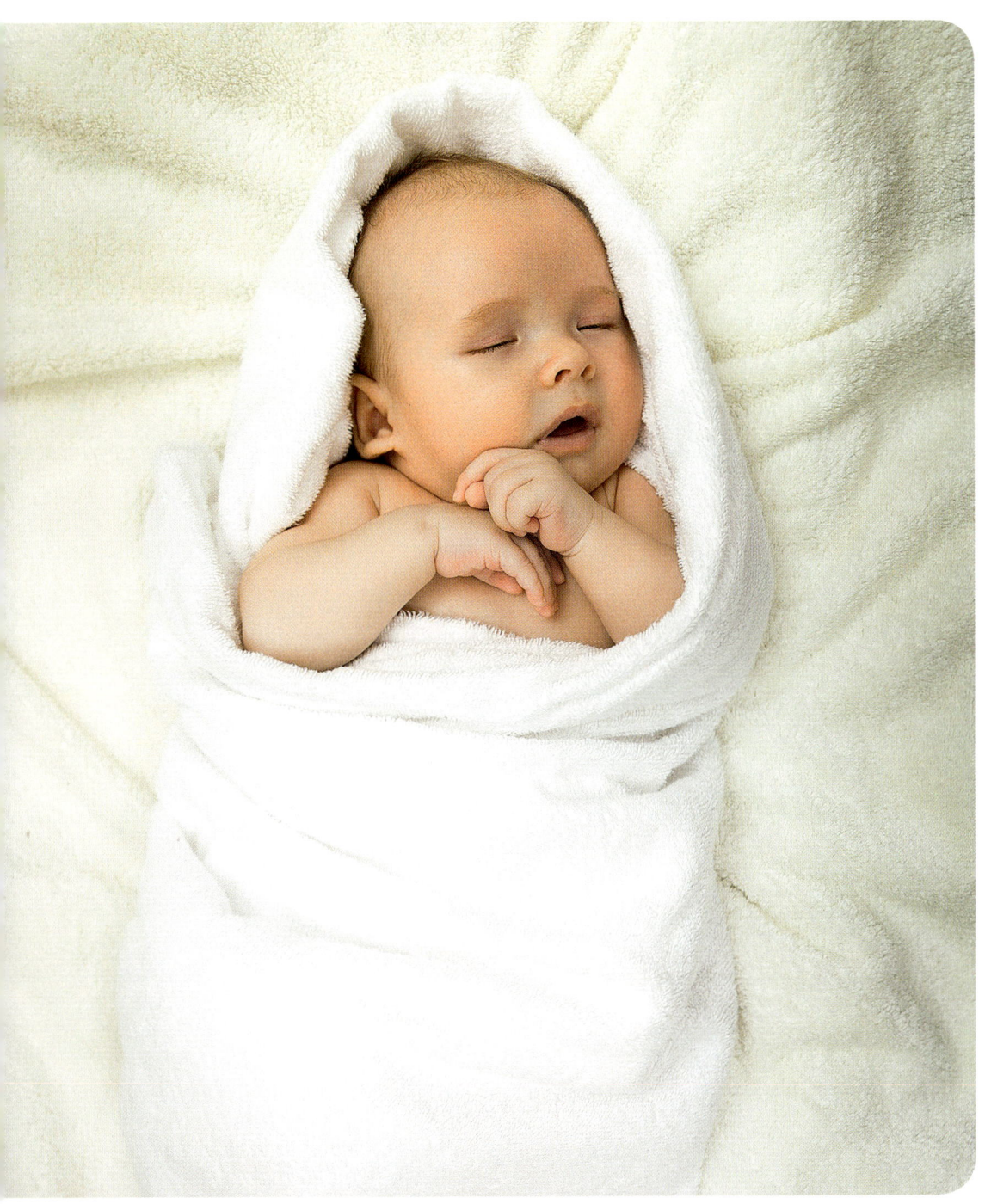

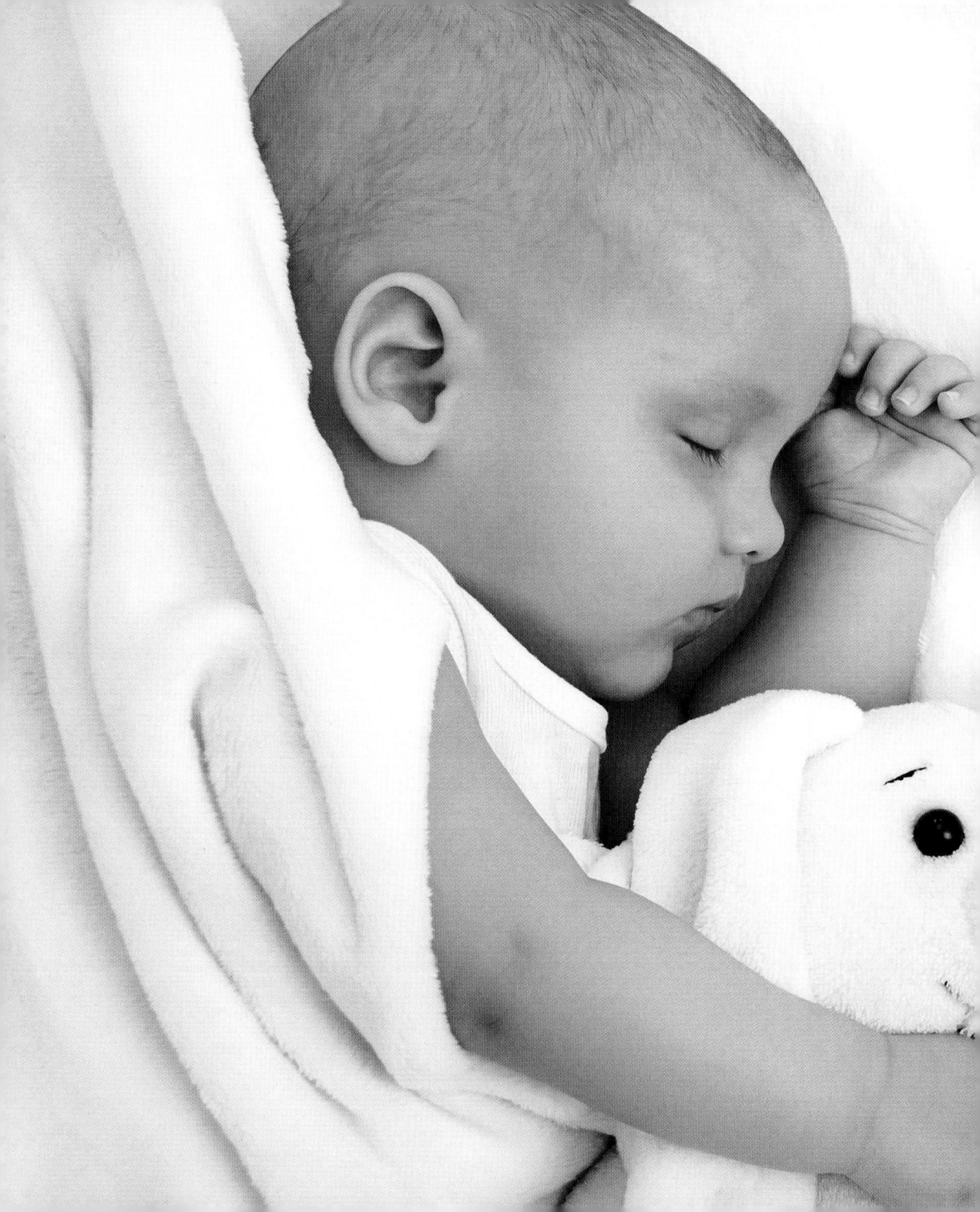

Der Neugeborenenschlaf

Damit Sie Ihr Baby besser verstehen und eine Ahnung davon bekommen, was Sie erwartet, ist etwas Hintergrundwissen zum Neugeborenenschlaf nötig.

Was Sie unbedingt wissen sollten

Ohne Zweifel ist eine der größten Sorgen von Eltern der Schlaf ihrer Babys. Und von Verwandten, Freunden und selbst Fremden wird man ständig danach gefragt.

Neugeborene können ihre Eltern die ganze Nacht wach halten, dann tagsüber kaum schlummern, woraufhin sie völlig durch den Wind sind, weil sie zu wenig geschlafen haben. Alle Eltern können ein Lied davon singen, von übermüdeten, verschwommenen Tagen mit einem Neugeborenen, das nicht so gut schläft. Schlecht schlafende Babys sind zwar ein heißes Thema, aber eben auch eine Art Rätsel.

borenen, von denen man immer wieder hört, haben also nur wenige Tage oder Wochen zuvor den lieben langen Tag geschlafen. Wie kann das sein? Kinder müssen offensichtlich nicht schlafen lernen – sie können es bereits und haben schon viel dafür geübt. Warum aber haben dann so viele Eltern Schwierigkeiten, ihre Babys zum Schlafen zu bringen? Hier kommt eine kleine Geschichte ...

Warum Neugeborene Prinzessinnen auf der Erbse sind

Im Bauch schlafen Ungeborene bis zu 20 Stunden täglich. Zwanzig Stunden! Pro Tag! All diese nicht schlafenden Neuge-

Die Prinzessin auf der Erbse

Kennen Sie das Märchen »Die Prinzessin auf der Erbse« von Hans Christian Andersen? Falls nicht oder falls Sie sich nicht mehr so genau daran erinnern, gebe ich Ihnen eine kurze Zusammenfassung.

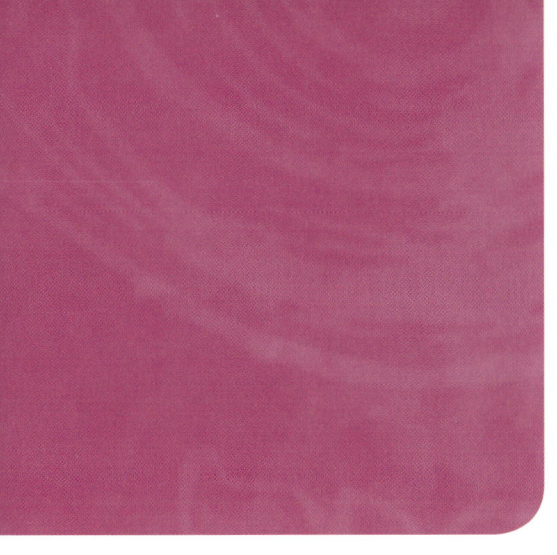

die eine Erbse. In diesem seltsamen (und überaus hohen) Bett musste die fragliche Prinzessin eine ganze Nacht schlafen. Die Königin wusste, dass eine wahre Prinzessin empfindlich und feinfühlig genug wäre, um die Erbse zu spüren.

Am Morgen wurde jede Prinzessin gefragt, wie sie geschlafen hatte, und die meisten sagten, dass sie gut geschlafen hatten. Sogleich wusste die Königin, dass es Betrügerinnen waren, ließ ihnen noch eine Tasse Tee bringen und schickte sie von dannen.

Es war einmal ein Prinz im heiratsfähigen Alter. Der König ordnete an, er müsse eine wahre Prinzessin heiraten. Das ganze Land bereiste der Prinz auf der Suche nach einer Braut, und er fand viele heiratswillige Mädchen, aber es ließ sich nicht so einfach sagen, ob ein Mädchen tatsächlich auch eine Prinzessin war. Die Königin sagte ihm, sie kenne eine todsichere Methode, um das herauszufinden. Er solle die Mädchen, die in der engeren Wahl waren, für eine Nacht ins Schloss einladen. Die Königin bereitete das Gästezimmer vor. Als Erstes nahm sie Matratze und Bettzeug vom Gästebett. Sie legte eine kleine, harte, getrocknete Erbse nach ganz unten. Dann legte sie zwanzig Matratzen und zwanzig dicke Bettdecken auf

Schließlich wachte eines Morgens eine mutmaßliche Prinzessin auf und klagte, wie schlecht sie geschlafen habe! »Ich habe mich hin und her gewälzt, war jede Stunde wach. Wer weiß, was da im Bett war, aber ich lag auf irgendetwas sehr Unebenem und Hartem. Grauenhaft war es. So müde ich auch war, ich konnte einfach nicht schlafen!« Nun wussten Königin und Prinz, dass sie eine wahre Prinzessin war, denn sie hatte unter zwanzig Matratzen und zwanzig Decken die Erbse gespürt. Also heiratete der Prinz sie. Denn so empfindlich konnte nur eine wahre Prinzessin sein.

Nun ja ... und ein neugeborenes Baby.

Von neugeborenen Prinzen und Prinzessinnen

Neugeborene, die nicht schlafen wollen – dieselben, die im Bauch noch bis zu zwanzig Stunden täglich geschlafen haben – sind alle kleine Prinzen und Prinzessinnen, deren Betten nur so vor Erbsen wimmeln, die jedoch nur sie wahrnehmen. Denn schlimmer als im Märchen gibt es nicht nur eine »Erbse«, die den Schlaf der Babys stört, sondern Dutzende, tags und nachts.

Neugeborene wollen schlafen, wenn sie müde sind, und wach sein, wenn sie ausgeschlafen haben – genau wie im Mutterleib. Aber dort war alles immer perfekt für den Schlaf: eine perfekte Temperatur, angenehme Dunkelheit, das beruhigende Pochen des mütterlichen Herzens und eine Wiege, die den schwerelosen Körper sanft schaukelte. Es gab nichts zu Lernen und keine neuen Eindrücke. Kontinuierlich gab es Nahrung, sodass das Baby gar keinen Hunger kannte. Volle Windeln? Kneifende Kleidung? Blähungen? Nicht die Spur!

Und schlagartig änderte sich alles. Die Welt außerhalb des Mutterleibes ist eine ganz andere. Jetzt muss sich Ihr Neugeborenes mit Hunger, vollen Windeln, grellem Licht, lauten Geräuschen und rund um die Uhr neuen Eindrücken herumschlagen. Es kann sich nicht selbst etwas zu essen machen und sich nicht selbst ins Bett bringen, also muss jemand anderes entscheiden, wann es essen und wann und wo es schlafen soll. Es hat weder Kontrolle über seine Umgebung noch über seinen Körper, also muss es mitmachen, wann, wo und wie es zum Schlafen gebracht wird. Ganz schön frustrierend!

Und noch ein Problem – eine andere Sprache

Ihr kleiner Prinz oder ihre kleine Prinzessin ist ein Mensch mit bestimmten Bedürfnissen. Aber Ihr Baby kann noch nicht sprechen. Babys verständigen sich in einer anderen Sprache, nämlich mittels Körpersprache, Mimik, Bewegung und Geräuschen. Und als wäre das nicht schon schwierig genug, hat jedes Kind auch noch seine eigene Geheimsprache, die nur es selbst kennt. Man muss sie langsam entschlüsseln, Stück für Stück, sowohl das Baby als auch alle, die sich um es kümmern.

Was passiert, wenn man nicht prompt und angemessen auf die Bedürfnisse eines Babys eingeht? Es fängt an zu weinen. Es macht Terz. Es schläft nicht. Und Sie auch nicht.

Was macht man mit diesen lästigen Erbsen?

Viele frischgebackene Eltern können das natürliche Schlafbedürfnis ihres Babys noch nicht richtig deuten und verstehen deshalb nicht, dass vieles, was sie tun, Ihren Kindern eher Steine in den Weg – oder Erbsen unter die Matratze – hin zu seinem eigenen Schlafrhythmus legt.

Schlimmer noch, manche Eltern missverstehen die Wünsche ihrer Babys und »lösen das Schlafproblem« auf eine Art, die mehr Schlafprobleme nach sich zieht. Und ehe sie sich versehen, ist ihr Baby schon 6 Monate alt … 10 Monate … oder pustet sogar schon die erste Kerze auf dem Geburtstagskuchen aus und schläft immer noch schlecht.

Neugeborene brauchen Schlaf. Und wollen Schlaf. Sie brauchen viel Schlaf und lieben guten Schlaf. Mit meinen Tipps können Sie Ihrem Neugeborenen zu gutem Schlaf verhelfen. Und wenn Ihr Baby gut schläft, dann auch Sie!

Warum Sie Glück haben

Zum Glück lesen Sie dieses Buch jetzt. Was Sie in der Anfangszeit mit Ihrem Baby machen, macht nicht nur die ersten Monate leichter und angenehmer, sondern legt auch den Grundstein für die kommenden Jahre, weil Sie lernen, Ihr Neugeborenes zu verstehen. Dann fällt es Ihnen auch leichter, die sich ändernden Bedürfnisse Ihres Babys oder auch älteren Kindes zu verstehen. Das Schöne an meinem Ansatz: Nie wird Ihr Kind gezwungen, sich selbst zu beruhigen oder in den Schlaf weinen zu müssen. (Ich glaube nicht, dass das funktioniert oder jemals funktionieren wird, deshalb wird in meinen Büchern auch niemals ein Ratschlag auftauchen, der Weinen vorsieht!)

15 Schlüssel, um alle Erbsen zu beseitigen

Die 15 Ideen, die den Großteil dieses Buches einnehmen, geben Ihnen das Handwerkszeug, damit Sie sich um den Schlaf Ihres Neugeborenen kümmern können. Sie helfen Ihnen, die Schlafbedürfnisse Ihres Babys zu verstehen und darauf reagieren zu können. Doch zunächst werfen wir einen Blick darauf, wie Neugeborene schlafen.

Wie schlafen Neugeborene?

»Schläft es denn gut?« Diese Frage kommt von Ihrem Kinderarzt, Ihren Freundinnen und Ihrer Schwiegermutter. Doch wie schlafen Neugeborene eigentlich?

Neugeborene haben ganz andere Schlafmuster als Erwachsene, Kinder oder auch ältere Babys. Gibt es einen Referenzrahmen, nach dem Sie das Schlafverhalten Ihres Neugeborenen einstufen können, können Sie sich entspannt zurücklehnen und diese Zeit mehr genießen, ohne sich wegen Babys Schlafverhalten verrückt zu machen. Denn auch wenn es für Sie eine große Umstellung ist – ist es oft vollkommen der Norm entsprechend.

In diesem Kapitel geht es um das sich entwickelnde Schlafmuster Ihres Babys, wie es jetzt gerade ist. So können Sie besser unterscheiden zwischen Schlafproblemen und normalem Schlafverhalten.

Der wichtigste Schlafregulierer bei Neugeborenen

Eine Sache beeinflusst den Schlaf von Neugeborenen mehr als alles andere: das Bedürfnis nach regelmäßiger Nahrung.

Im Mutterleib war Ihr Baby die ganze Zeit über die Nabelschnur versorgt. Hunger kannte es gar nicht. Nach der Geburt ist es für das Kind auch dann noch ein großer Unterschied, wenn es alle ein bis zwei Stunden gefüttert wird – im Gegensatz zur Rund-um-die-Uhr-Versorgung, die es davor kannte!

Außerdem haben Babys ganz, ganz winzig kleine Mägen, die nicht viel Nahrung

Ratschläge geben. Wir sollten dem ein paar handfeste Informationen entgegenhalten. In diesem Kapitel geht es um grundlegende Fakten zum Schlafen, damit Sie gut informiert Entscheidungen über den Schlaf Ihres Neugeborenen treffen können, aber vielleicht sogar noch wichtiger, damit Sie sich nicht von ungebetenen und falschen Meinungen in Ihre Erziehung hereinreden lassen.

Manche Dinge gelten für alle Menschen (auch für Erwachsene!). Ohne dieses Hintergrundwissen werden Sie leichte Beute

aufnehmen können. Am ersten Tag ist der Magen eines Kindes nur so groß wie eine Kirsche. Am dritten Tag wie eine Walnuss. Selbst mit einem Monat ist er nur so groß wie ein Hühnerei. Sie können sich bestimmt vorstellen, dass so ein kleiner Magen schnell voll ist, aber auch schnell wieder leer. Und weil kleine Kinder rasant wachsen, brauchen sie beständig und regelmäßig Nahrung.

Wie schlafen Menschen?

Jeder hat eine Meinung zu Babys und deren Schlafverhalten. Sogar kinderlose Freunde, die keine Ahnung von diesem Thema haben, werden Ihnen nur zu gern

Schlafen und Trinken

Der Schlaf-wach-Rhythmus eines Neugeborenen hängt viel mit seinem Magen zusammen: Bei Hunger wacht es auf, wenn es satt ist, schläft es. Dazwischen gibt es nur kurze Wachphasen, um die Welt kennenzulernen. Bei einem Magen, der nur so groß ist wie eine Kirsche, bei flüssiger, leicht verdaulicher Nahrung und schnellem Wachstum ist klar, dass Ihr Neugeborenes regelmäßig nach Nahrung verlangt – tags und nachts, rund um die Uhr.

für allerlei Nonsens zum wichtigsten Elternthema aller Zeiten: »nachts durchschlafen.« Die schockierende Wahrheit ist: Kein Mensch schläft nachts durch!

Nachts durchlaufen alle Menschen verschiedene Schlafzyklen. Wir wechseln nachts öfter vom Leichtschlaf zum Tiefschlaf zum Traumschlaf. Zwischen diesen Schlafphasen kommen wir kurz an die Oberfläche, oft jedoch ohne vollkommen wach zu werden. Vielleicht schütteln wir das Kissen auf, ziehen die Bettdecke zurecht oder drehen uns um. Manchmal gehen wir sogar zur Toilette oder trinken einen Schluck Wasser, meistens jedoch schlafen wir direkt weiter, ohne uns an die Unterbrechung erinnern zu können. Es ist also ganz normal, nachts aufzuwachen. Für Babys umso mehr, da sie mehr Schlafzyklen durchlaufen und öfter Hilfe brauchen, um dann wieder in den Schlaf zurückzufinden.

Schlafphasen und Schlafzyklen

Während Durchschlafen ja oft als das Ziel aller Eltern angesetzt wird, wissen Sie nun, dass kein Baby dieses Ziel erreicht. Und auch kein Erwachsener. Sie nicht, ich nicht; es ist schlichtweg unmöglich.

Schlaf ist ein dynamischer Wechsel verschiedener Schlafphasen, die durch kurze Aufwachmomente unterbrochen sind. Es handelt sich um eine komplexe Abfolge einzelner Phasen, die alle wichtig für Gesundheit und Wohlbefinden sind. Während wir schlafen, durchlaufen wir diese Phasen in Zyklen. Für Erwachsene und ältere Kinder braucht es für einen gesunden, ausreichenden Nachtschlaf eine Abfolge von vier bis sechs dieser Schlafzyklen. Bei Neugeborenen variiert das Schlafverhalten hingegen stärker.

Kindliche Schlafzyklen Die Schlafzyklen von Neugeborenen sind kürzer und haben mehr Unterbrechungen als üblicherweise bei älteren Kindern und Erwachsenen. Das Schlafmuster eines Neugeborenen sieht in etwa so aus (Frühgeborene oder kranke Kinder haben eventuell noch kürzere Schlafzyklen und wachen dazwischen noch häufiger auf):
- müde – einschlafen
- Leichtschlaf
- Tiefschlaf, etwa eine Stunde
- kurzes Erwachen
- Tiefschlaf für ein bis zwei Stunden
- Leichtschlaf
- kurzes Erwachen
- REM-Phase (»rapid eye movement«, die Traumphase)

- kurzes Erwachen
- Leichtschlaf
- kurzes Erwachen
- REM-Phase (Traumphase)
- kurzes Erwachen
- gegen Morgen: eine weitere Tiefschlafphase
- kurzes Erwachen
- REM-Phase (Traumphase)
- kurzes Erwachen
- Leichtschlaf
- morgendliches Aufwachen

Sie sehen, dass Neugeborene viele kurze Schlafzyklen haben, sich häufig im Leichtschlaf befinden und zwischen den einzelnen Zyklen leicht erwachen. Es ist wichtig, dass Sie den Neugeborenenschlaf mit seinen Zyklen verstehen, damit Sie das nächtliche Aufwachen akzeptieren können. Darüber haben wir keine Macht. Wenn das Baby älter wird, verändert sich auch sein Schlafmuster. Das Erlangen der Schlafreife ist ein biologischer Vorgang, kein Ziel elterlicher Erziehung.

Die biologische Uhr Unser Schlaf wird durch eine innere Uhr geregelt, die von Wissenschaftlern »biologische Uhr« oder auch »zirkadianer Rhythmus« getauft wurde. Diese innere Uhr kennt Stunden, die sich zum Schlafen hervorragend eignen und welche, die zum Wachsein gemacht sind. Unsere innere Uhr beeinflusst, wie wach oder müde wir uns in den einzelnen Tag- und Nachtstunden fühlen. Das Muster ändert sich im Laufe des Lebens, vom Neugeborenen zum Säugling, zum Kind, zum Heranwachsenden und auch während des Erwachsenenlebens.

Babys kommen nicht mit dem zirkadianen Rhythmus eines Erwachsenen zur Welt. Die Schlaf-wach-Phasen eines Neugeborenen sind noch gleichmäßig über Tag und (!) Nacht verteilt, wie im Mutterleib. Die biologische Uhr sorgt dafür, dass die zahlreichen Schlafphasen und -zyklen des Babys langsam verschmelzen und sich mehr und mehr dem Erwachsenenschlaf anpassen, bei dem der Hauptschlaf nachts für längere Zeit am Stück stattfindet.

Bei manchen Babys stellt sich die innere Uhr leicht und früh in der Kindheit um, bei anderen dauert es mehrere Monate. Es hat nichts mit Geburtsgewicht, Geschlecht oder dem zu tun, was die Eltern machen, auch wenn wir ein wenig in die richtige Richtung nachhelfen können. Die Uhr ist störanfällig, was äußere Faktoren betrifft: Licht, das angeschaltet wird, nachdem das Baby eingeschlafen ist, die Geräusche von der Spülmaschine aus der Küche, der klingelnde Wecker. Wenn man nicht auf die Müdigkeitszeichen reagiert, nicht für eine angenehme Schlafumgebung sorgt, es zu viel Trubel vor dem Schlafengehen gibt oder morgens nicht genug Licht, kann das ebenso dafür sorgen, dass der Schlafrhythmus und auch das biochemische Gleichgewicht des Babys durcheinanderkommt, was es dem Baby schwer macht, einzuschlafen oder dazu führt, dass es schlecht schläft oder zu früh aufwacht. Weiterführende Informationen, wie Sie die innere Uhr Ihres Kindes stellen können, finden Sie in Kapitel 8 »Ausreichend Tagesschlaf (Seite 114).«

Wie viel Schlaf brauchen Neugeborene?

Jeder weiß, dass Neugeborene viel schlafen, aber da sie eigentlich rund um die Uhr schlafen und aufwachen, ist Ihnen vielleicht gar nicht bewusst, wie viele Stunden Schlaf wirklich zusammenkommen. Zählt man alle kurzen Schlafphasen, Nickerchen und auch den Nachtschlaf zusammen, schlafen Kinder in den ersten Wochen zwischen 15 und 18 Stunden täglich. Das klingt ganz schön viel, ist aber nichts im Vergleich zur Schlafzeit im Mutterleib, die bei bis zu 20 Stunden täglich lag! Auch wenn Sie glauben, dass Ihr Ungeborenes viel wach war, weil es so oft getreten und geboxt hat, fanden doch viele Bewegungen statt, während es geschlafen hat. Was ich damit sagen will: Egal wie viel Ihr Baby schläft, es ist immer noch weniger als das, was es aus dem Mutterleib gewöhnt war.

Nach der Geburt brauchen Kinder zwar nicht 20 Stunden Schlaf, aber wenigstens noch 15 bis 18 Stunden täglich. Wie viel Ihr Baby schläft, beeinflusst auch sein Wachstum und seine Gesundheit. Eine angemessene Menge Schlaf unterstützt seine Entwicklung am besten.

Babys können ihren Schlafbedarf überraschend gut selbst regulieren – aber nur unter bestimmten Voraussetzungen. Viele Kinder bekommen nicht genügend Schlaf, weshalb sie quengeln und weinen. Indem Sie die Schlafsignale Ihres Babys zu deuten lernen und ihm in den Schlaf helfen, wenn es müde ist, kümmern Sie sich um eine Ihrer wichtigsten Aufgaben: Sie schützen den Schlaf Ihres Kindes. Gut, wenn Sie den typischen Schlaf und Schlafbedarf Ihres Kindes in verschiedenen Altersstufen kennen, damit Sie ein Auge darauf haben können.

Die folgende Tabelle ist nur eine grobe Übersicht, aber wenn Ihr Kind nicht annähernd so viel schläft, nicht leicht einschläft, nicht schnell in seine Nickerchen findet und nicht meistens ruhig und zufrieden ist, könnte es »chronisch übermüdet« sein – was sich auf seine Gesundheit und Laune auswirkt sowie auf Qualität und Länge der Nickerchen und des Nachtschlafes, wie ein Teufelskreis. Weniger Schlaf = mehr Probleme = weniger Schlaf.

Womöglich wirkt Ihr Kind gar nicht müde, denn übermüdete Babys (und Kinder) verhalten sich nicht immer, als wären sie müde – zumindest nicht so, wie wir es erwarten würden. Stattdessen kann es sein, dass sie weinerlich und anhänglich sind, unaufmerksam, hyperaktiv, nörgeln oder schneller und häufiger weinen. Überraschenderweise wehren sich übermüdete Babys häufig gegen den Schlaf! Weil sie noch nicht verstanden haben, dass der Schlaf ihnen gut tut, also sollten Sie dafür sorgen, dass Ihr kleiner Liebling genug schläft. Dieses Buch kann Ihnen helfen, das Schlafverhalten Ihres Kindes kennenzulernen und richtige Entscheidungen hinsichtlich Tagschlaf und Zubettgehzeit zu treffen.

Eine Schlafstudie von Dr. Avi Sadeh von der Universität von Tel Aviv zeigt, dass sich selbst eine Stunde weniger Schlaf auf die Aufmerksamkeit und Gehirnleistung eines Kindes auswirkt und zu vermehrter Müdigkeit mit mehr Jammern und Weinen am frühen Abend führt. Ein interessantes Ergebnis, das uns einmal mehr zeigt, dass wir gut auf die Gesamtschlafdauer unserer Babys schauen sollten.

Die zufriedene Wachphase

Neben der Schlafdauer hat auch die Länge der Wachphasen Einfluss auf Temperament und Verhalten Ihres kleinen Lieblings, weshalb man dieses Thema nicht außer Acht lassen darf. Ein Neugeborenes hat nur eine sehr, sehr kurze Wachphase, doch im Laufe der Zeit wird diese Spanne länger. Ihr frisch geborenes Baby wird nur ein oder zwei Stunden am Stück zufrieden wach sein, bevor es wieder Zeit für ein Schläfchen ist.

Ich nenne das die »zufriedene Wachphase«, weil ein Kind zwar länger wach sein kann, aber dann nicht mehr zufrieden ist, sondern meckert, weint und sich selbst immer wieder vom Einschlafen abhält, obwohl es kaum noch die Augen offen halten kann. Das ist weder für das Kind schön noch für den Erwachsenen.

Studien legen nahe, dass kleine Babys, die meist tagsüber längere Zeit am Stück wach sind (mehr als drei Stunden), während des Schlafens häufiger wach werden und kürzere Schlafphasen haben. Also schauen Sie sich doch mal diesen Wert in der Tabelle genauer an – und achten Sie darauf, dass Ihr Neugeborenes nicht länger wach ist, als ihm gut tut, wenn es seine typischen Müdigkeitszeichen sendet. Mehr hierzu finden Sie auch in Kapitel 7 »Die innere Uhr (Seite 28).«

Der Schlafbedarf

Die folgende Tabelle ist sehr hilfreich, wenn es um den Schlafbedarf Ihres Kindes geht. Jedes Kind ist anders, und einige brauchen tatsächlich weniger Schlaf (oder mehr) als in der Tabelle, aber die allermeisten Kinder fallen in die angegebene Spanne. Diese Übersicht soll Ihnen helfen, den Schlafbedarf Ihres Babys einschätzen zu können. Es ist keine rigide Vorgabe. Sehen Sie sich die Zahlen an und achten Sie auf die Müdigkeitsanzeichen Ihres Babys. Wenn ein Baby häufig quengelig und anhänglich ist, bedeutet das, dass es mehr Schlaf braucht. Ein zufriedenes,

ruhiges Baby bekommt wahrscheinlich ausreichend Schlaf, auch wenn es weniger sein sollte als die hier aufgeführte Stundenzahl. Damit Sie sehen, wie sich der Schlafbedarf weiterentwickelt (oder falls Ihr Kind schon älter ist), geht die Übersicht bis zum ersten Geburtstag.

Wo sollte das Baby schlafen?

>> *Stellen Sie sich vor, man würde Sie als Pilot anstellen – ohne Erfahrung. »Hier ist das Cockpit. Viel Glück auf Ihrem Weg nach Houston.« Genau so fühlt es sich an, wenn man mit seinem Neugeborenen nach Hause kommt. Und zwar für jeden.* «

Shawn Bean, Autor von »So geht das! Papa. Das ultimative Anleitungsbuch«

Shawn hatte beim Verfassen offensichtlich gerade ein Neugeborenes zu Hause! Ich würde bei diesem Szenario noch ein Detail ergänzen: Jeder Passagier gibt seinen Senf dazu, wobei viele auch noch unterschiedlicher Meinung sind. Da es um Neugeborene geht, geht es laut zu und hoch her. Besonders bei der Frage, wo ein Neugeborenes schlafen soll. Wenn Sie also der Meinung sind, Ihre Verwirrung sei zu groß, um eine Antwort zu finden, täuschen Sie sich. Sie ist gerade groß genug – denn bei diesem Thema gibt es einfach nicht die eine Antwort.

Soll das Baby bei Ihnen im Bett schlafen oder in seinem eigenen Gitterbett (im eigenen Zimmer oder in Ihrem Schlafzimmer) oder in einem Beistellbett direkt am Elternbett? Bevor das Baby da ist, lässt sich diese Frage nur schwer beantworten und wird umso schwieriger, je mehr Sie sich ins Thema einlesen. Und sobald Ihr Kind da ist, wird alles nur noch verwirrender. Egal, was Sie sich vorgenommen hatten, es liegt in der Natur von Babys, dass Sie alles ganz schön durcheinander-

Schlafbedarf – Durchschnittswerte für Tag- und Nachtschlaf und Wachphasen

Alter	Anzahl Schläfchen	Gesamtdauer der Schläfchen	Maximale Zeit zwischen zwei Schlafphasen	Gesamtdauer Nachtschlaf*	Gesamtdauer Tag- und Nachtschlaf**
Bis 4 Wochen***			45 Minuten–2 Stunden		
1 Monat	3–4	6–7 Stunden	1–3 Stunden	8 ½–10 Stunden	15–16 Stunden
3 Monate	3–4	5–6 Stunden	1–3 Stunden	10–11 Stunden	15 Stunden
6 Monate	2–3	3–4 Stunden	2–3 Stunden	10–11 Stunden	14–15 Stunden
9 Monate	2	2 ½–4 Stunden	2–4 Stunden	11–12 Stunden	14 Stunden
12 Monate	1–2	2–3 Stunden	3–5 Stunden	11 ½–12 Stunden	13 ½–14 Stunden

* Hierbei handelt es sich um Durchschnittswerte, die nicht am Stück erreicht werden, da ein kurzes Aufwachen beim Übergang von einem Schlafzyklus in den nächsten normal ist.
** In der Regel schlafen Kinder nachts weniger, wenn sie tagsüber häufiger schlafen und umgekehrt.
*** In den ersten 4 Wochen haben Babys noch keinen Tag-Nacht-Rhythmus. Sie schlafen täglich 15–18 Stunden, relativ gleich verteilt über 4 bis 7 (oder mehr) Schlafphasen. (Frühgeborene und Kinder mit gesundheitlichen Einschränkungen brauchen eventuell mehr Schlaf, den sie auf noch mehr Schlafphasen verteilen.) In den Wochen danach stellt sich ein klarerer Tag-Nacht-Rhythmus ein.

bringen. Ihr Plan passt vielleicht gar nicht zum Plan Ihres kleinen Lieblings. Und ob Sie es glauben oder nicht, die Meinung dieses kleinen Windelpupsers hat meistens mehr Gewicht als Ihre!

Wo Neugeborene üblicherweise schlafen

Auf der ganzen Welt schlafen Neugeborene nachts meistens in einem dieser vier Möglichkeiten:

- Bed-Sharing (auch bekannt als Co-Sleeping oder Schlafen im Familienbett). Das Baby schläft mit Ihnen in Ihrem Bett.
- Room-Sharing (auch bekannt als Rooming-In oder Co-Sleeping). Das Baby schläft in Ihrem Zimmer, aber in einem eigenen Bett, beispielsweise einem Gitterbett oder Stubenwagen. Meist befindet sich das Bettchen direkt neben dem Elternbett oder ist an einer Seite offen und direkt am Elternbett befestigt (Beistellbett, Babybalkon oder Babybay). Ursprünglich war Co-Sleeping so definiert, dass man mit dem Kind in einem Bett schläft, aber diese Definition verwischt allmählich zu einem Room-Sharing in separaten Betten. Oft werden die Begriffe Co-Sleeping und Bed-Sharing auch synonym verwendet.
- Getrennte Schlafzimmer. Das Baby schläft im eigenen Bettchen im eigenen Zimmer.
- Eine Kombination aus diesen Möglichkeiten. Das Baby verbringt einen Teil der Nacht an einem Ort, den Rest an einem anderen. In der Neugeborenenzeit kommt das häufig vor, da kleine Kinder nachts oft aufwachen.

Gitterbett, Stubenwagen, Beistellbett

Die meisten Eltern entscheiden sich dafür, Ihr Baby hauptsächlich in einem Gitterbett, Stubenwagen oder Beistellbett schlafen zu lassen. Dabei gibt es vier wichtige Sicherheitsaspekte zu beachten:

- Legen Sie das Baby zum Schlafen immer auf den Rücken, nicht auf den Bauch, es sei denn, Ihr Arzt rät Ihnen dazu.
- Achten Sie darauf, dass das Bett sicher ist.
- Stellen Sie das Bettchen in der Neugeborenenzeit in Ihr Schlafzimmer.
- Achten Sie darauf, beim Stillen oder Füttern auf einem Sofa, Sessel oder Schaukelstuhl nicht einzuschlafen.

So ziemlich alle Fachgesellschaften sind sich einig, dass es für ein Neugeborenes am sichersten ist, im eigenen Bett direkt neben dem Elternbett zu schlafen. So sind Sie die ganze Nacht in direkter Reichweite

Mit dem Baby auf Sofa oder Sessel einzuschlafen, ist gefährlich

Viele frischgebackene Eltern haben so eine Angst davor, mit dem Kind in einem Bett zu schlafen, dass sie einen großen Fehler machen: Sie schlafen ein, während sie mit dem Kleinen auf dem Sofa, in einem Schaukelstuhl oder Sessel sitzen. Übermüdete Eltern schlafen beim Füttern schneller ein, als man glaubt, besonders mitten in der Nacht. Das ist für das Baby viel gefährlicher, als wenn es in einem sicheren Familienbett schläft.

zu Ihrem Kind, hören es und haben ein Auge auf es. Ab etwa einem halben Jahr können die meisten gesunden Kinder ins eigene Zimmer umziehen, auch wenn einige Experten, wie die Deutsche Akademie für Kinderheilkunde und Jugendmedizin, der Meinung sind, es wäre besser, damit bis nach dem ersten Geburtstag zu warten. Die Entscheidung hängt auch davon ab, wie gut Ihr Kind schläft, wie weit das Kinderzimmer vom Elternschlafzimmer entfernt ist und wo das Kind bis dahin geschlafen hat.

Vielleicht wollen Sie dieses Kapitel direkt überblättern, weil Sie vorhaben, Ihr Baby nur im Gitterbett oder Stubenwagen schlafen zu lassen. Das können Sie zwar machen, aber eventuell müssen Sie hier später nachlesen. Viele Neugeborene schlafen nicht gern allein. Auch wenn

Sie also möglicherweise nicht vorhaben, Ihr Baby mit zu sich ins Bett zu nehmen, kann es »unbeabsichtigt« eben doch darauf hinauslaufen, ab und zu oder immer. Außerdem ist es gefährlich, beim Stillen oder Füttern auf einem Sessel, Stuhl oder Sofa einzuschlafen – und das passiert gar nicht mal so selten während all der übermüdeten nächtlichen Mahlzeiten. Also vielleicht überfliegen Sie dieses Kapitel ja zumindest, damit Sie wissen, worauf es bei einem sicheren Familienbett ankommt. Nur für den Fall, dass Sie es vielleicht einmal brauchen.

Bed-Sharing: Das Neugeborene im Elternbett?

Wenn Bettchen oder Stubenwagen nicht Ihre erste Wahl sind, stellen Sie sich vielleicht die Frage, ob es sicher ist, das

Baby im Elternbett schlafen zu lassen. Viele werdende und frischgebackene Eltern denken über ein Familienbett nach oder landen zufällig mit dem Baby im Familienbett und fragen sich, ob dies eine sichere Schlafumgebung ist. Eine klare Antwort kann es auf diese Frage nicht geben, und ich erkläre Ihnen auch, warum. Ich habe mehr als zwanzig Jahre die Nachrichten verfolgt, Studien und Bücher zu diesem Thema gelesen und selbst vier Kinder großgezogen – und mir wurde bewusst, dass es auf so eine komplexe Frage keine klare Antwort geben kann.

··

Sarah, Mutter von Charlotte, 2 Jahre, und Hayley, 3 Monate

Mein Schreckmoment

❯❯ *Mit meiner Tochter bin ich oft beim Stillen auf dem Sessel eingenickt. Einmal schreckte ich panisch auf, weil sie nicht mehr auf meinem Schoß war – sie war mir seitlich weggerutscht, aber sie schlief tief und fest. Das hätte auch danebengehen können. Ich hatte solche Angst davor, sie in meinem Bett schlafen zu lassen, aber ich war so schrecklich müde, dass ich beim Stillen nicht immer wach blieb. Für unser zweites Kind haben wir das sicherste*

Familienbett der Welt gebaut, sodass ich nun beim Stillen gemütlich weiterschlafen kann.◀

··

Nächtliches Aufwachen Laut Studien wachen Stillkinder, die neben ihren Müttern schlafen, nachts häufiger auf. Doch jetzt kommt's: Diese Mütter bekommen insgesamt mehr Schlaf als Mütter, deren Kinder im eigenen Bett schlafen. Das liegt einerseits daran, dass es viel einfacher ist, direkt neben dem Kind aufzuwachen, es zum Stillen heranzuziehen und direkt weiterzuschlummern – manchmal sogar so schnell, dass man sich kaum daran erinnern kann, ob man überhaupt wach war. (Das klingt nicht nur so, als wüsste ich, wovon ich rede …) Man muss kein Licht anmachen, aufstehen, vielleicht noch zur Küche tapsen und ein Fläschchen zubereiten, das Baby aus dem Bett holen, es stillen oder füttern, es wieder in sein Bett zurücklegen und wieder ins eigene Bett gehen. Insgesamt kommen Mutter und Kind zu mehr Schlaf, wenn keiner sein gemütliches Bett verlassen muss.

Neugeborene sind in der Tat dafür geboren, neben ihren warmen, kuscheligen Müttern zu schlafen, mit freiem Zugang zur Milchbar die ganze Nacht. Es ist so gewollt, dass sie alle paar Stunden aufwachen, wahrscheinlich als eine Art Schutzmechanismus. Mütter von Neugeborenen achten auch nachts unbewusst auf ihre Kinder, ganz gleich, ob sie im selben Bett schlafen oder nicht.

Sicherheit Es gibt heiße Diskussionen, ob es sicher ist, sein Baby mit im Elternbett schlafen zu lassen. Viele Expertengruppen raten davon ab, andere betonen die Vorteile des gemeinsamen Schlafens, manche sind der Auffassung, dass das gemeinsame Schlafen von Mutter und Stillkind ein großer Schutzfaktor vor dem plötzlichen Kindstod ist.

Es wäre nachlässig von mir, nur von meinen eigenen Erfahrungen zu berichten und Ihnen zum Familienbett zu raten, ohne Ihnen alle Informationen und Empfehlungen zur Verfügung zu stellen. Über dieses Thema muss noch viel geforscht werden, und auch Sie sollten sich selbst informieren, die neuesten Erkenntnisse studieren und die beste Entscheidung für Ihre Familie treffen. Ich möchte Ihnen mit einigen Informationen und Verweisen auf weiterführende Informationen unter die Arme greifen.

Expertenmeinungen Die amerikanische Vereinigung der Kinderärzte AAP empfiehlt: »gemeinsames Schlafen im selben Zimmer, aber in getrennten Betten oder zumindest auf verschiedenen Unterlagen (Stubenwagen, Beistellbett) direkt neben dem Elternbett.« Es heißt: »Es gibt Hinweise, dass diese Form des gemeinsamen Schlafens das SIDS-Risiko um 50 % senkt.« (Wobei ich aber glaube, dass dieser Prozentsatz sich nicht auf den plötzlichen Kindstod bezieht, sondern auf Tod durch Unfall.)

In Deutschland empfiehlt die Bundeszentrale für gesundheitliche Aufklärung: »Im ersten Lebensjahr sollte das Babybett im Elternschlafzimmer aufgestellt werden, denn die gleichmäßigen Atemgeräusche der Eltern haben einen positiven Einfluss auf die Atemregulation des Babys. Gleichzeitig erleichtert die räumliche Nähe des Babys Müttern das nächtliche Stillen. Wenn Ihr Baby neben Ihnen im Elternbett schlafen soll, sind bestimmte ›Sicherheitsregeln‹ zu beachten.«

Diese und andere Vereinigungen haben nicht weiter nachgeforscht, ob Bed-Sharing sicher ist, also sind sie mit ihren Empfehlungen übervorsichtig. In dem Buch »The Science of Mother-Infant Sleep,

Current Findings on Bed-Sharing, Breast-feeding, Sleep Training, and Normal Infant Sleep« von Dr. Wendy Middlemiss und Dr. Kathleen Kendall-Tackett heißt es: »Stillen schützt einen Säugling nicht vor unge-wolltem Fehlverhalten der Eltern, wes-halb es als allgemeiner Gesundheitsrat vertretbar ist, vorzuschlagen, dass Kinder am sichersten im eigenen Bett neben dem Elternbett schlafen. Aber man sollte auch betonen, dass gemeinsames Schlafen nicht generell für alle Eltern-Kind-Paare gefährlich ist und dass Stillkinder, die mit ihren Müttern im selben Bett schlafen, zur geringsten Risikogruppe gehören.«

Bed-Sharing ist auf der ganzen Welt ver-breitet. Einige Umfragen legen nahe, dass mehr als 50 % aller Eltern irgendeine Art von Bed-Sharing betreiben. Bei stillenden Müttern liegt die Zahl bei 60–70 %.

Das sicherste Familienbett der Welt Zieht man verschiedene Untersuchungen und Statistiken zu Rate, sieht das sicherste Familienbett der Welt so aus: die Mutter stillt, raucht nicht, trinkt nicht, nimmt keine Drogen oder Medikamente (weder verschreibungspflichtige noch rezept-freie), schläft neben ihrem gesunden, reif geborenen Baby in einem Bett, das den aktuellen Sicherheitshinweisen ent-spricht.

Ich verstehe es, wenn auch Väter, Groß-eltern oder nicht stillende Mütter gern mit dem Baby im selben Bett schlafen möchten, aber aus Sicherheitsgründen rate ich – und etliche andere Vereini-gungen auch – zu warten, bis das Kind älter ist. In der Neugeborenenzeit wären alternativ ein Beistellbett, ein Gitterbett oder Stubenwagen neben dem Elternbett möglich. So lassen sich auch nachts die Bedürfnisse Ihres Kindes leicht erfüllen.

....

Amanda, Mutter von Elisa, 6 Monate

Das Familienbett ist für alle da

›› *Ich hörte, wie meine Schwiegermutter meinen Mann fragte, wie er unsere Schlafsituation findet. »Gemütlich und beruhigend für uns alle drei«, war sei-ne Antwort. »Ich wüsste nicht, warum wir etwas daran ändern sollten.« An dem Abend ging ich mit einem Lächeln im Gesicht und einem Herz voller Liebe in unser Familienbett.*‹‹

....

Vorteile des sicheren Bed-Sharings

Mütter, die mit ihrem Kind in einem Bett schlafen, führen oft folgende Vorteile auf:

- Das nächtliche Stillen ist einfacher, wenn das Baby direkt bei der Mutter liegt. Und so steigt die Chance, dass erfolgreicher gestillt wird.
- Es ist einfacher, als nachts immer wieder durch das Baby geweckt zu werden und aufstehen zu müssen. Und auch alle anderen werden weniger beim Schlafen gestört.
- Nächtliche Kuscheleinheiten sind ein schöner Ausgleich für anstrengende Tage und helfen, die Bindung zu festigen.

Wer vom gemeinsamen Schlafen überzeugt ist, ist auch der Meinung, dass es sicher ist – und Millionen Mütter schlafen sicher mit ihren Kindern in einem Bett. Halten Sie sich auch selbst auf dem neuesten Stand und besuchen Sie die Webseite zum Säuglingsschlaf www. kindergesundheit-info.de.

Ihre eigene Entscheidung

Bevor Sie dieses Kapitel gelesen haben, waren Sie vielleicht verwirrt und unentschlossen. Tut mir leid, dass sich daran vermutlich nicht viel geändert hat. Das ist nur die erste Entscheidung von vielen, die als Eltern vor Ihnen liegen. So ein komplexes Thema sollte sorgfältig und bedacht angegangen werden. Informieren Sie sich, besprechen Sie sich mit Ihrem Partner oder Ihrer Partnerin und anderen Betreuungspersonen und treffen Sie die Entscheidung, die für Ihr Kind und Ihre Familie am besten passt.

Der plötzliche Kindstod – SIDS

Es ist zwar ein schwieriges und unangenehmes Thema, aber auch darüber müssen wir reden. Für viele Eltern ist der plötzliche Kindstod das größte Schreckgespenst. SIDS (sudden infant death syndrome) umfasst alle ungeklärten Todesfälle während des Schlafes von offenkundig gesunden Kindern unter einem Jahr. Laut amerikanischem SIDS-Institut ist die Anzahl der Todesfälle weltweit in den letzten 30 Jahren rapide gesunken, besonders aber seit den 1990ern, seitdem empfohlen wird, Babys in Rückenlage schlafen zu lassen. Aber auch nur ein SIDS-Fall ist einer zu viel. In diesem Kapitel finden Sie Informationen, was SIDS ist und welche Maßnahmen das Risiko für Ihr Baby verringern.

SIDS ist nicht gleich Tod durch Unfall

Manche Fachleute verwenden den klareren Begriff »plötzlicher, unerwarteter Säuglingstod im Schlaf« (»sudden unexpected death in infancy / SUDI« oder auch »sudden unexpected infant death / SUID«). Das umfasst alle ungeklärten Todesfälle, einschließlich SIDS. Der plötzliche Kindstod hat medizinische Ursachen, wohingegen beim Tod durch Unfall bestimmte Risikofaktoren gegeben sind. Stirbt ein Säugling durch Ersticken oder Erdrücken, handelt es sich nicht um einen plötzlichen Kindstod. Allerdings werden SIDS und Tod durch Unfall oft gleichgesetzt.

Das CDC schreibt über den plötzlichen Kindstod: »Auch wenn die Todesursache meist nicht gefunden wird, haben die meisten Fälle gemein, dass das Kind in einer unsicheren Schlafumgebung zu Tode gekommen ist.«

Wo und wie das Kind schläft, kann ein großer Risikofaktor sein. Wenn beim Bed-Sharing beispielsweise nicht die Sicherheitsregeln beachtet werden, können die Risiken von Überhitzung, blockierten Atemwegen, Schlafen in Bauchlage, Stoff über dem Köpfchen und Passivrauchen erhöht sein, die alle auch Risikofaktoren für den plötzlichen Kindstod sind. Bei einer unsicheren Schlafumgebung steigt auch das Risiko, dass das Baby eingeklemmt wird, aus dem Bett fällt, erstickt oder sich stranguliert, was oft fälschlicherweise als SIDS bezeichnet wird. Deshalb werden diese beiden Todesumstände oft im selben Atemzug genannt.

Das »Triple-Risk Model«

Es gibt zahlreiche Studien zur Ursache des plötzlichen Kindstodes. Dennoch gibt es bis heute keine klare Antwort. Aber die Forschung findet immer neue Informationen.

Wissenschaftler glauben, dass ein plötzlicher Kindstod nicht nur auf Fehler des Gehirns zurückzuführen ist. Es müssen noch andere Dinge hinzukommen. Zur Erklärung wird das »Triple-Risk Model« herangezogen:

SIDS-Prävention

Forscher fanden einige Möglichkeiten heraus, wie man die Gefahr des plötzlichen Kindstodes minimieren kann. Da man bislang nicht weiß, was genau SIDS auslöst, kann man es auch nicht ganz verhindern. Man sollte jedoch die bekannten Präventi-

Das Triple-Risk Model

Verwundbares Kind

Ein vorliegender Fehler oder eine Abweichung im Nervensystem machen einen Säugling verwundbar. Allem voran in dem Teil des Gehirns, der für Atmung und Herzschlag zuständig ist sowie weitere Fehlbildungen.

Kritische Entwicklungsphase

In den ersten sechs Monaten wächst das Kind sehr schnell und auch im Bereich der Homöostase tut sich einiges. Diese Veränderungen können offensichtlich sein (Schlaf-wach-Rhythmus) oder auch fast unbemerkt ablaufen (Veränderungen bei der Atmung, bei Herzschlag, Blutdruck, Körpertemperatur). Einige dieser Vorgänge können vorübergehend oder wiederkehrend das Kind verwundbar machen.

Äußere Stressfaktoren

Die meisten Kinder sind äußeren Stressfaktoren ausgesetzt und kommen damit zurecht: Passivrauchen, Überhitzung, Schlafen in Bauchlage oder auch ein Atemwegsinfekt. Für ein bereits verwundbares, geschwächtes Kind kann das aber zu viel sein. Diese Faktoren gelten zwar nicht als alleinige SIDS-Verursacher, aber sie können das sprichwörtliche Fass zum Überlaufen bringen.

Nach dem Triple-Risk Model kommen beim plötzlichen Kindstod alle drei Dinge zusammen:

1. Ein verwundbares, geschwächtes Kind, was als solches nicht bekannt war.
2. Es befindet sich in einer kritischen Entwicklungsphase.
3. Es ist einem oder mehreren äußeren Stressfaktoren ausgesetzt, die wegen der anderen beiden Punkte zu viel für es sind.

Die Gefahr des plötzlichen Kindstodes lässt sich verringern, wenn ein oder mehrere äußere Stressfaktoren vermieden werden können, indem beispielsweise das Kind zum Schlafen nicht auf den Bauch gelegt wird.

onsmaßnahmen befolgen, auf die sich fast alle namhaften Vereinigungen aus Medizin und Wissenschaft geeinigt haben:

Schlafen in Rückenlage, immer Wiedereinschlafen ist ohne Frage wichtig. Das SIDS-Risiko ist geringer, wenn die Empfehlung der Rückenlage befolgt wird. Es ist wichtig, dass alle Betreuungspersonen des Kindes diese Tatsache kennen, denn Rückenschläfer sind noch gefährdeter, wenn sie plötzlich zum Schlafen auf den Bauch gelegt werden. Auch wenn Sie mit Ihrem Kind in einem Bett schlafen, können Sie es nach dem Stillen sanft in Rückenlage drehen.

Auf einer festen Unterlage Eine weiche Unterlage stellt ein Risiko bezüglich der Atmung für alle Neugeborenen dar, die noch keine Kopf-, Rumpf- und Muskelkontrolle haben. Lassen Sie Ihr Baby nicht auf einem Sofa, Sessel, Polster, Kissen, Stillkissen, im Wasserbett oder auf einer Pillow-Top-Matratze schlafen.

Stillen Die Nationale Stillkommission Deutschland schreibt: »Muttermilch ist die ideale Nahrung für Säuglinge. Sie ist gut verdaulich und so zusammengesetzt, dass sie im ersten Lebenshalbjahr den Bedarf an Nährstoffen und Flüssigkeit deckt. Es sollte daher normal sein, gesunde Säuglinge zu stillen und ihnen dadurch die Nahrung zukommen zu lassen, die in ihrer Zusammensetzung am besten auf die Nährstoffbedürfnisse in den ersten Monaten des Lebens abgestimmt ist. Die Stillkommission betont, dass Beikosteinführung nicht mit Abstillen gleichzusetzen ist. Der endgültige Zeitpunkt des Abstillens ist eine individuelle Entscheidung, die gemeinsam von Mutter und Kind getroffen wird.«

Im Vergleich zur Ernährung mit künstlicher Säuglingsnahrung senkt Stillen das SIDS-Risiko erheblich.

Keine Decken, Kopfkissen, Kuscheltiere
Im Bett Ihres Neugeborenen sollte sich nichts befinden, an dem es sich strangulieren oder unter dem es ersticken könnte: Kissen, Decken, Kuscheldecken, Nestchen oder Kuscheltiere. (Ab dem ersten Geburtstag sind Kinderdecken und –kissen sowie kindersichere Kuscheltiere in Ordnung.)

Vorsorgeuntersuchungen beim Kinderarzt
Nehmen Sie die Vorsorgeuntersuchungen bei Ihrem Kinderarzt wahr und lassen Sie sich von ihm über altersentsprechende Impfungen beraten. Regelmäßige Vorsor-

gen haben nachweislich einen schützenden Effekt auf die Sicherheit Ihres Babys. Informieren Sie sich auch über das Impfen.

Kein Rauchen in Kindernähe Passivrauchen beeinflusst die Entwicklung von Herz und Gehirn, insbesondere auch das Gehirnareal, das für die Atmung zuständig ist, weshalb es das SIDS-Risiko erhöht. Die Räume, in denen Ihr Baby schläft und spielt sowie das Auto sollten rauchfrei sein. (Da Rauchen die Entwicklung des Kindes beeinflusst, haben Babys von Müttern, die in der Schwangerschaft geraucht haben, ein erhöhtes SIDS-Risiko, weshalb diese Neugeborenen unbedingt auf einer separaten Matratze schlafen sollten.)

Laut amerikanischer Gesundheitsbehörde kann Passivrauch folgende Nachteile für Kinder haben:
- Studien zeigen, dass ältere Kinder von rauchenden Eltern öfter krank werden. Ihre Lungen werden nicht so groß, sie haben häufiger Bronchitis und Lungenentzündungen.
- Sie husten häufiger und atmen pfeifend.
- Es kann Asthmaanfälle begünstigen. Kinder, die Passivrauch ausgesetzt sind, erleiden häufiger und stärkere Asthmaanfälle.

- Sie haben häufiger Mittelohrentzündungen, Paukenergüsse und brauchen öfter Paukenröhrchen.

Keine Überhitzung Studien zeigen, dass Überhitzung dazu führt, dass Babys schlechter aus einer riskanten Schlafumgebung aufwachen. Für die meisten Kinder ist es völlig ausreichend, beim Schlafen eine Schicht mehr zu tragen als sonst. Setzen Sie Ihrem Neugeborenen zum Schlafen kein Mützchen auf, es sei denn, Ihr Arzt hat Ihnen dazu geraten. (Bei Frühgeborenen oder in einer kalten Schlafumgebung könnte eine Mütze hilfreich sein, aber bitte besprechen Sie das mit Ihrem Kinderarzt.) Auf der anderen Seite sollte Ihrem Kind aber auch nicht kalt sein. Brust, Bauch, Rücken und Nacken sollten sich warm und trocken anfühlen, Hände und Füße warm und rosig sein. Schwitzt Ihr kleiner Liebling, ist es ihm zu warm. Viele Eltern haben das Bedürfnis, ihre Kinder schön warm einzupacken, damit sie länger schlafen, aber im ersten Lebensjahr ist regelmäßiges Aufwachen eine Art Schutz.

Schnuller Sobald das Stillen gut klappt oder wenn Sie ausschließlich mit der Flasche füttern, können Sie Ihrem Kind zum Einschlafen einen Schnuller geben. Es gibt keinen Beleg, dass ein Schnuller irgendwelche Nachteile für die Gesundheit oder Entwicklung von Säuglingen hat, solange er nicht zu häufig gegeben wird und nicht, um das Stillen oder Fläschchen hinauszuzögern. Einige Studien deuten darauf hin, dass der Schnuller das SIDS-Risiko senken könnte, auch wenn noch nicht klar ist, warum. Aktuell wird im ersten Lebensjahr nicht vom Schnuller während der Tagschläfchen und zum nächtlichen Einschlafen abgeraten. Allerdings gibt es auch keine allgemeine Empfehlung, dass jedes Kind einen Schnuller haben sollte, aber wenn Ihr Säugling so besser in den Schlaf findet, können Sie ihn nutzen.

Wissenschaftler und Stillberaterinnen sind sich einig, dass mehr Forschung notwendig ist, bevor es einen Freifahrtschein für den Schnuller gibt, da er in die Stillbeziehung eingreifen und sie verkürzen kann. Informieren Sie sich und besprechen Sie das Thema mit Ihrer Stillberaterin oder Ihrem Kinderarzt.

Keine sogenannten Anti-SIDS-Produkte
Bislang gibt es keine Produkte, die das SIDS-Risiko nachweislich senken, weder Lagerungshilfen, spezielle Matratzen, Lagerungskissen noch Monitore. Einige stellen sogar eher ein Risiko dar. Nur weil etwas verkauft wird, heißt das nicht, dass es sicher ist. Halten Sie sich selbst auf dem neuesten Stand.

Sichere Schlafumgebung Wie bereits erwähnt, gibt es eine Schlafempfehlung, die von den meisten Fachpersonen unterstützt wird: Das Baby im eigenen Bettchen, Stubenwagen oder Beistellbett im Elternschlafzimmer schlafen lassen.

Alle Experten sind sich einig, dass ein Neugeborenes ins Elternschlafzimmer gehört, aber es gibt geteilte Meinungen, ob das Kind im Familienbett oder im eigenen Bett schlafen sollte. Aber auch die Vertreter des Bed-Sharings pochen auf eine sichere Schlafumgebung.

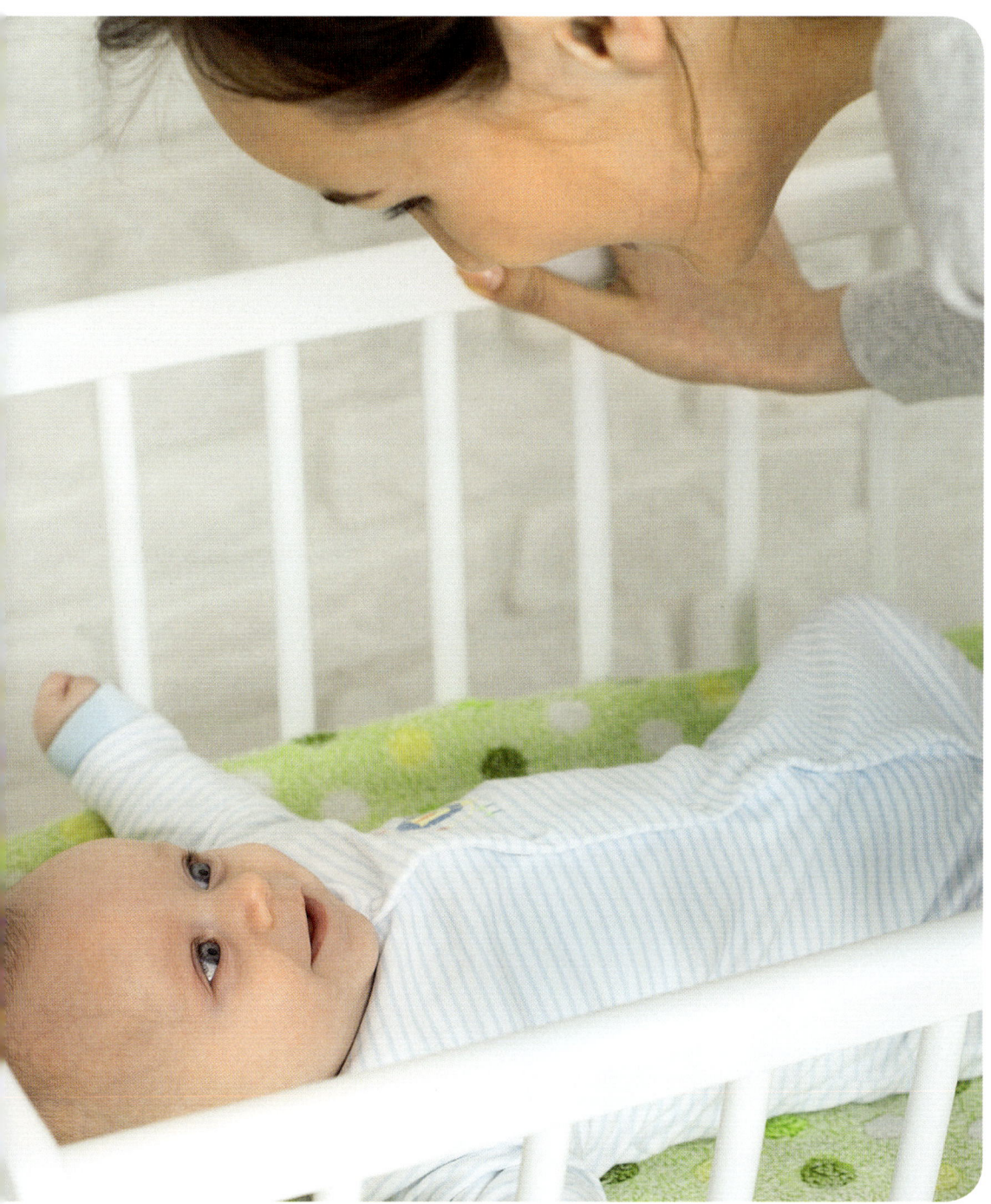

Breastsleeping

Das Stillen und das gemeinsame Schlafen der stillenden Mutter mit ihrem Baby gehören untrennbar zusammen, meint Dr. James McKenna, der dafür den Begriff "Breastsleeping" kreierte.

Dr. James J. McKenna, einer der führenden Experten im Bereich Mutter-Kind-Schlaf und Leiter des Mutter-Kind-Schlaflabors an der University of Notre Dame, hat gemeinsam mit Dr. Lee T. Gettler vom Labor für Hormone, Gesundheit und menschliches Verhalten an der University of Notre Dame den Begriff »breastsleeping« eingeführt, um die enge Verbindung zwischen Stillen und gemeinsamem Schlafen zu betonen. Sie sagen: »Es gibt nicht Neugeborenenschlaf und Stillen, es gibt nur die Kombination davon: Breastsleeping.« In einem Interview für die Zeitschrift Kindred erklärte Dr. McKenna:

»Vielleicht wundern Sie sich über diesen sonderbaren Namen. Ihre Aufmerksamkeit habe ich zweifellos mit diesem Begriff, aber er stellt auch etwas klar, nämlich dass Stillen und Schlafen bei Menschenbabys bislang voneinander getrennt untersucht werden. Hier möchte ich eine wichtige biologische Tatsache klarstellen, nämlich, dass die empirische Forschung deutlich zeigt, dass sich weder ein normales kindliches Schlafverhalten noch normale Stillrhythmen messen lassen, sprich, die Anzahl der nächtlichen Stillmahlzeiten und die Schlafstruktur, wenn man nicht beides gemeinsam betrachtet, da es einfach ein biologisches und behaviorales System ist, das eben genau das ist: EIN System ... Stillen gehört zu unserer Kultur dazu, das Wort ›breastsleeping‹ soll verdeutlichen, dass es das eine nicht ohne das andere gibt, da biologisch betrach-

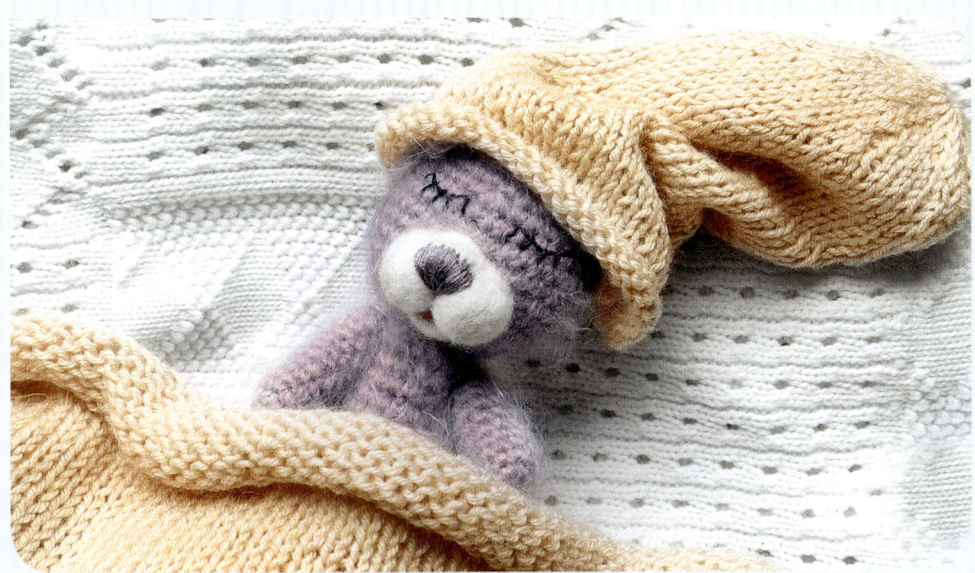

tet beides in einer Wechselbeziehung zueinander steht. Beide sind untrennbar miteinander verbunden.«

Weiter erklärt er, warum das Familienbett für Stillkinder sicherer ist als für Flaschenkinder:

»Stillmutter und -kind sind von Physiologie und Verhalten vollkommen anders zu beurteilen als ein Flaschenkind, das bei seiner Mutter im Bett schläft. Eine Stillmutter, die ihr Kind neben sich legt, legt es so, dass es direkt unter ihrem Trizeps, in Höhe der Brust liegt und zwar in Rückenlage. Das

Kind wendet sich der Mutter zu, und wie unsere Laborbeobachtungen gezeigt haben, dreht es sich ihr direkt zu und bewegt sich dabei kaum. Es kann sich zur Brust hin und wieder weg bewegen. Die beiden stellen sich aufeinander ein, wobei sich Schlafrhythmus und Stillzeiten verändern. Da der Säugling seiner Mutter so nah ist, spürt er ihr Arousal-Level und hat deshalb einen leichteren Schlaf, wodurch er eben auch die Muttermilch riecht, deshalb weniger tief schläft und wahrscheinlicher trinken möchte. Die Zahl der Stillmahlzeiten steigt. Auch die Mutter schläft anders, wenn sie ihr Baby bei sich hat. Sie nimmt

Geräusche, Bewegungen und Berührungen ihres Babys wahr, und in unserem Schlaflabor konnten wir sehen, wie sie die Leichtschlafphasen ihres Kindes, seine Bewegungen und andere sensorische Reize besser wahrnahm. In einem unserer Artikel haben wir mittels Beobachtung und Polysomnografie geschätzt, dass die Mutter in 60% der Fälle kurz aufwacht, weil ihr Kind etwa zwei Sekunden vor ihr wach geworden ist, und in 40% der Fälle wacht das Baby kurz auf, weil die Mutter etwa zwei Sekunden vor ihm wach war, was ein Beleg dafür ist, dass sich die Schlafrhyth-

men der beiden angeglichen haben und Mütter sehr feinfühlig wahrnehmen, was ihre Babys im Schlaf machen und umgekehrt. Breastsleeping macht Mütter empfänglicher für die nächtlichen Bedürfnisse ihrer Säuglinge.

Wird ein Kind, das im Familienbett schläft, mit der Flasche ernährt, gibt es diese Schlafsynchronisation nicht. Außerdem wissen wir, dass ein Stillkind sensibler wahrnimmt, was seine Mutter macht und demzufolge auch, wo es im Verhältnis zu seiner Mutter schläft. Deshalb kann es

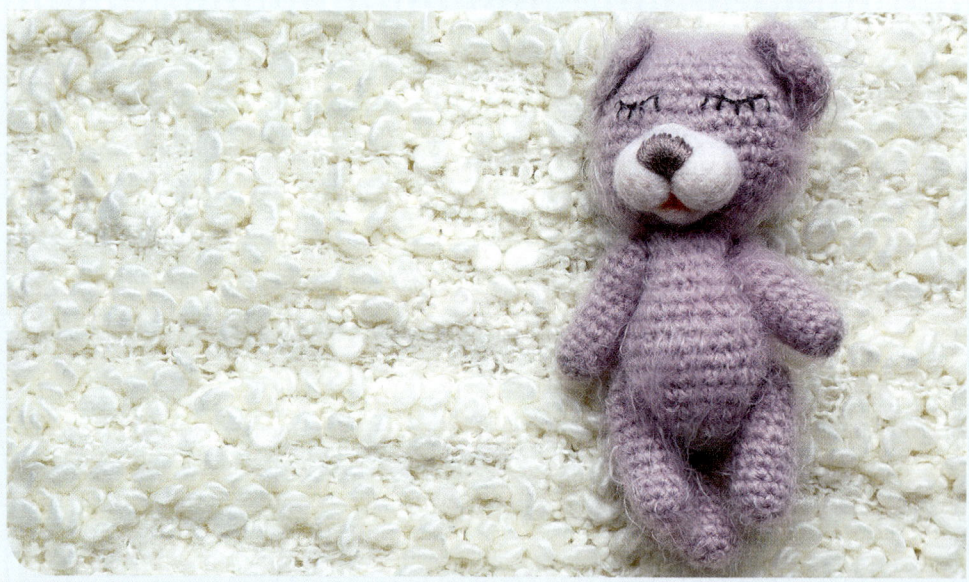

seine Atmung auch besser selbst steuern. Die Schlaftiefe des einen passt sich der Schlaftiefe des anderen an.«

Ich liebe dieses Konzept, und als viel beschäftigte, arbeitende Mutter von vier Kindern fand ich es auch sehr hilfreich. »Breastsleeping« verhalf mir zu meinem Schlaf, ohne dass ich nachts den Flur entlangschlurfen musste, um mich um mein Baby zu kümmern. Und ich musste mich beim Stillen auch nicht krampfhaft wach halten. Mein Kind und ich glichen uns an, und ich wachte bei seinem leisesten Geräusch oder der kleinsten Bewegung auf. Es schien sogar, dass ich ganz kurz vor ihm aufwachte und mich bequem fürs Stillen zurechtrücken konnte. Und das geht vielen Müttern so. Für Babys und Mütter im Familienbett ist die Leichtschlafphase sicher. Kommen Alkohol, Medikamente oder Geschwisterkinder oder Papa neben dem Baby ins Spiel, kann es gefährlich werden, da sie die Schlafsynchronisation von Mama und Baby beeinträchtigen können.

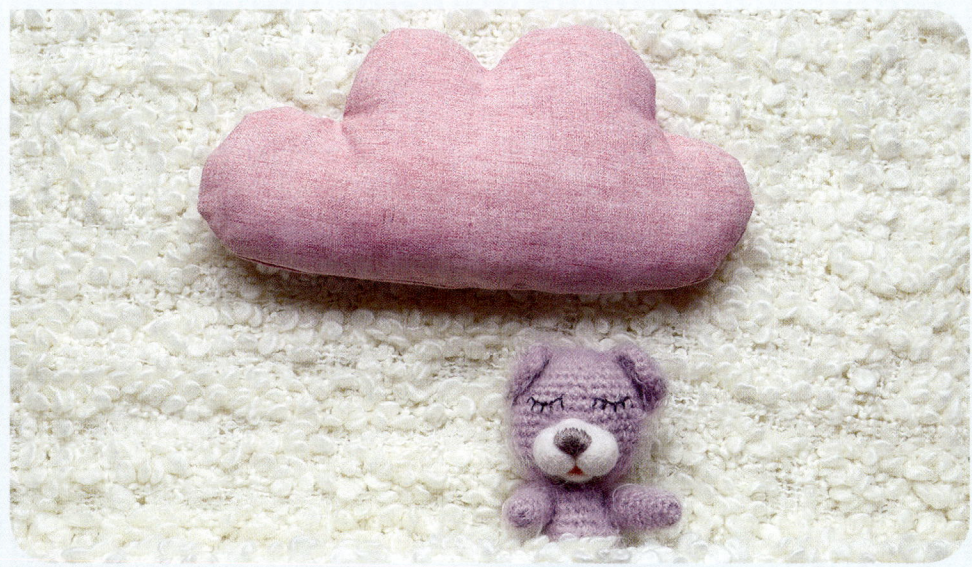

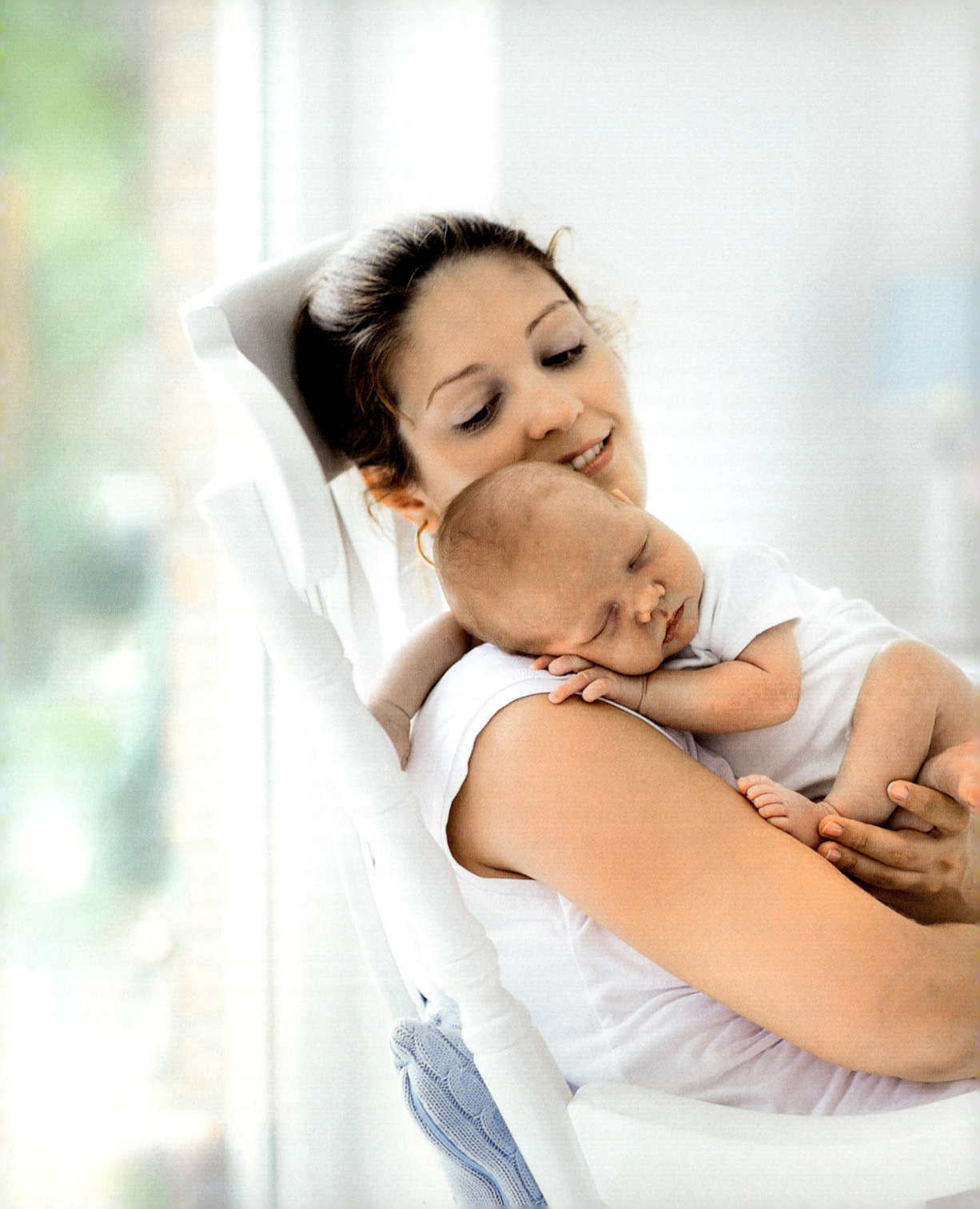

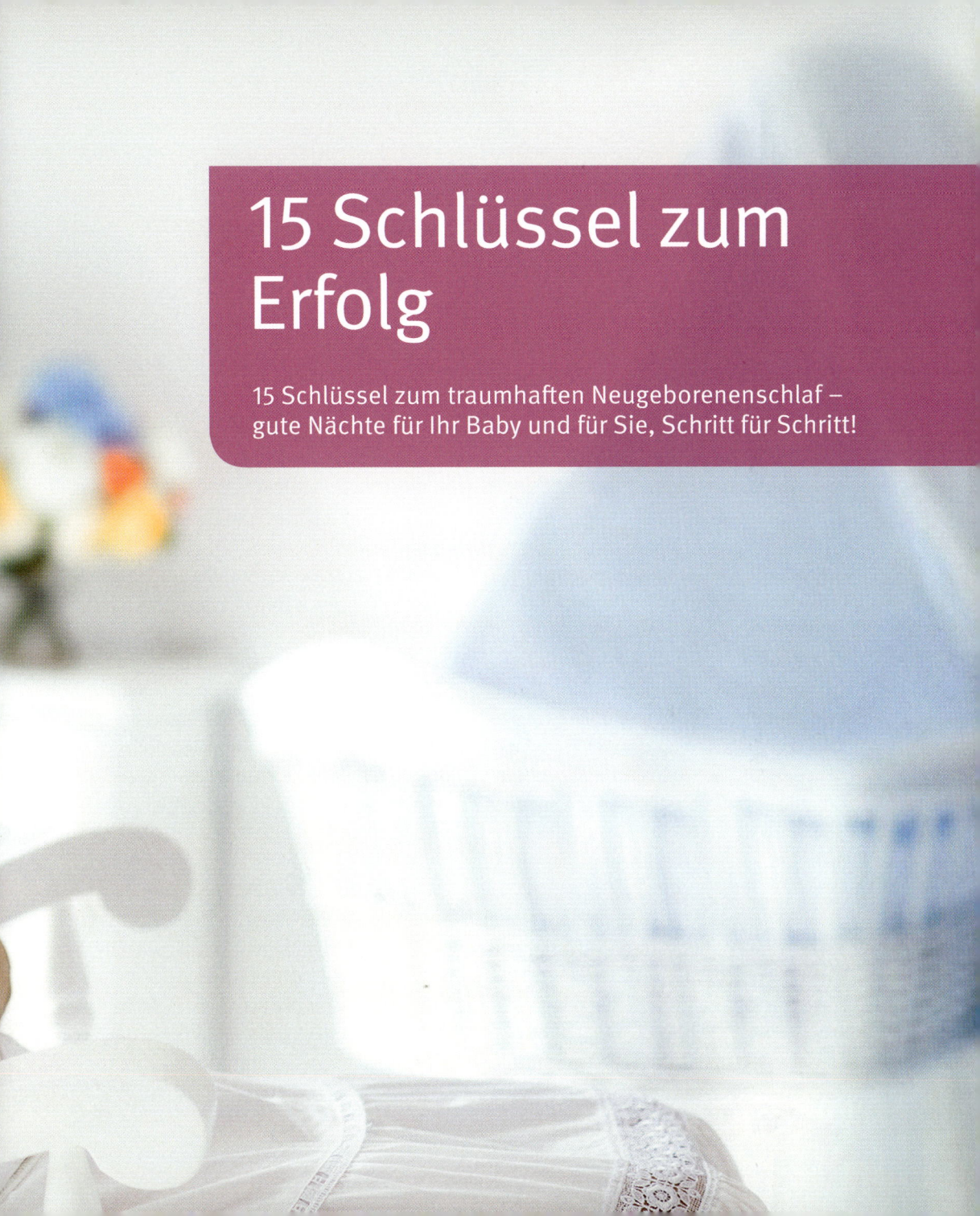

15 Schlüssel zum Erfolg

15 Schlüssel zum traumhaften Neugeborenenschlaf – gute Nächte für Ihr Baby und für Sie, Schritt für Schritt!

1. Lernen Sie Ihr Kind kennen

Es klingt komisch, aber Ihr Kind kommt schon als eigene kleine Persönlichkeit auf die Welt, und Sie haben die Ehre, diesen kleinen Menschen kennenzulernen.

Babys haben zwar ähnliche Verhaltensweisen und Bedürfnisse, aber sie sind sich nicht vollkommen gleich. Sogar zwei Kinder, die am selben Tag geboren werden und dieselben Eltern haben – Zwillinge also – können sehr verschieden sein. Ihr Neugeborenes ist einzigartig und hat spezielle Vorlieben und Abneigungen, Gefühle und Wesenszüge. In den ersten Monaten ist Ihre wichtigste Aufgabe, Ihren kleinen Liebling kennenzulernen.

Hören Sie auf Ihre Intuition und auf Ihr Baby

Dieses kleine Menschenwesen ist vollkommen von Ihnen abhängig. Ohne Sie kann es nicht leben, Sie sind sein Schlüssel zum Glück. Auch wenn es Ihnen noch nicht so vorkommt, verfügen Sie doch über eine riesige Intuition in Bezug auf Ihr eigenes Kind. Sie haben die Fähigkeit, sich auf Ihr Baby einzustellen und seine Kommunikationsweise zu verstehen. Und deshalb können Sie auch auf seine Bedürfnisse eingehen, was mit einem zufriedeneren, friedlicheren Kind belohnt wird.

Als frischgebackene Eltern starten Sie einen ganz neuen Job. Ihr Kind wird leider ohne Bedienungsanleitung geliefert, also heißt es Learning by Doing. Man ist schnell verwirrt bei all den Leuten, Büchern, Artikeln und »Experten«, die ihre Ratschläge kundtun. Natürlich gibt

Es ist eine einzigartige, besondere Zeit für Sie, aber auch eine Zeit der Neufindung, Erschöpfung und Verunsicherung. Selbst wenn es Ihr viertes Kind ist, ist es eine neue Herausforderung mit einem ganz neuen und einzigartigen Wesen. Jetzt geht es darum, diese kleine Person kennenzulernen, die sich in Ihr Leben gesellt hat. Auch wenn Sie schon eine ganze Kinderschar haben, kennen Sie doch dieses neue Baby noch gar nicht! Lassen Sie sich darauf ein, dass Ihr neuer Erdenbürger Ihnen von sich erzählt.

es viele gute Ratschläge, allerdings auch ganz viel Quatsch. Wenn man auf alle anderen hört, wird die eigene Stimme immer leiser und die Intuition verstummt. Es kann hilfreich sein, all die Stimmen bewusst auszublenden, tief durchzuatmen und auf das eigene Bauchgefühl zu hören. In diesem Kapitel geht es darum, wie Sie die bereits bestehende besondere Verbindung zu Ihrem Kind festigen, damit Sie seine Bedürfnisse erkennen und befriedigen können.

Versuchen Sie nicht, Ihr Kind in eine vorgefertigte Schablone zu pressen, die Sie oder andere von Babys haben. Lehnen Sie sich zurück, genießen Sie und lassen Sie sich von Ihrem Kind führen. Hören Sie sich die Meinungen und Vorschläge anderer an, aber denken Sie dann aus Ihrer eigenen Warte darüber nach und stimmen Sie alles mit Ihrer Intuition ab. Denken Sie von Tag zu Tag oder noch besser von Augenblick zu Augenblick und geben Sie dieser Beziehung Zeit, sich zu entfalten.

Zeit zum Kennenlernen

Nichts in Ihrem Leben wird den ersten Monaten mit Ihrem Baby gleichkommen.

Wenn Ihr Baby weint

Es fällt wahnsinnig schwer, sein Neugeborenes weinen zu hören! Aber Weinen gehört bei Babys dazu und ist Form ihrer Kommunikation. Ihr Kind ist nicht gleich traumatisiert, wenn es mal fünf Minuten weinen muss, weil Sie noch auf Toilette sind. Oft geht es ziemlich schnell vom Meckern zum Wimmern zum Schreien aus vollem Hals über. Frischgebackene Eltern werden dann leicht panisch. Man kann kaum klar denken, wenn sein Schatz so unfassbar unglücklich ist. Atmen Sie fünf Sekunden tief durch und nehmen Sie Ihr Baby hoch. Sie werden gemeinsam herausfinden, warum es weint.

Meistens weint ein Baby bitterlich, weil seine frühen, subtilen Signale nicht beachtet wurden. Zum Beispiel heißt es oft, dass Eltern das Baby füttern sollen, wenn es weint. Aber Weinen ist ein spätes Hungerzeichen. Wenn Sie nicht bereits bei den frühen Hungerzeichen reagieren, wird Ihr Baby außer sich sein und weinen. Aus einem »Hm. Ich glaube, ich könnte mal wieder was trinken« wird schnell ein »Ja. Ich hab echt Hunger« bis hin zu einem »Oh mein Gott! Ich sterbe vor Hunger! Irgendwer muss mir jetzt sofort was zu trinken geben!«

Es ist ganz klar besser, Ihren kleinen Schatz zu füttern, bevor er so ausgehungert ist, dass die Tränen fließen, denn dann kann ein Kind schlechter trinken und es wird schwieriger, es zu beruhigen. In so eine Situation werden Sie immer wieder kommen, denn Neugeborene haben Phasen, in denen sie ständig trinken wollen, auch bekannt als Clusterfeeding, und Sie werden sich sagen: »Es hat doch gerade erst getrunken! Es kann unmöglich schon wieder Hunger haben!« Oh doch, kann es!

....

Edward, Vater von Hannah, 4 Monate

Mit jedem Kind ist man wieder neu Vater

» *Ihr Buch hat uns viele tolle Anregungen für unser viertes Kind, Hannah, gegeben. Und es half ihr, eine ganz wunderbare Schläferin zu werden. Sie hat uns gezeigt, dass jedes Kind ein neues Abenteuer ist und man sich jedes Mal wieder wie unbeholfene Erstlingseltern fühlt.* «

....

Die einzigartige Kommunikation Ihres Babys

Sie werden Ihr Neugeborenes von ganzem Herzen lieben und dennoch wissen Sie beim ersten Kennenlernen noch nichts über dieses neue Menschenwesen, so wie es auch nichts von Ihnen weiß. In den ersten Wochen geht es darum, sich kennenzulernen und herauszufinden, wie Sie eine Bindung zueinander aufbauen und miteinander kommunizieren.

Und wie lernen Sie, Ihr Kind zu verstehen? Zunächst, indem Sie es beobachten! Ja, genau das, was Sie sowieso gern tun – Ihr Baby anschauen. Und zwar ganz viel. Ich weiß, dass Sie genau das tun möchten – und ich gebe Ihnen hiermit den Freifahrtschein. Gönnen Sie sich viel Zeit, Ihr Baby ruhig zu beobachten. Achten Sie auf seine Mimik, Körpersprache und Laute. Nach einiger Zeit werden Sie bestimmte Muster erkennen, zum Beispiel dass nach einem bestimmten Ausdruck das Weinen folgt. Dass ein bestimmtes Geräusch »Ich habe Hunger!« bedeutet. Und dass bestimmte Bewegungen, Geräusche und Körperhaltungen Müdigkeit bedeuten.

Die Welt kann warten

Sie können Ihr Kind nicht kennenlernen, wenn Sie sich mehr um Ihre Besucher kümmern oder bemüht sind, eine tolle Gastgeberin zu sein. Sie können diese Zeit nicht genießen, wenn Sie mit der Wäsche oder dem Kochen beschäftigt sind. Und Ihr Baby können Sie nicht beobachten, wenn Sie Ihre Social-Media-Konten auf dem neuesten Stand halten. Natürlich haben Sie noch eine Menge zu tun und manches kann nicht warten, zum Beispiel die Geschwisterkinder oder Rechnungen – aber setzen Sie Prioritäten! Lernen Sie, nein zu sagen: »Tut mir leid, das geht jetzt nicht.« (Diese Fähigkeit ist ganz besonders wichtig für Ihre eigene Zufriedenheit in den kommenden Jahren mit Kindern, also kümmern Sie sich doch lieber gleich darum.)

Lassen Sie sich von der Umwelt nicht davon abhalten, Ihr Neugeborenes kennenzulernen. Wissen Sie, wann Ihr Sohn in die Windeln macht? Wann er trinken möchte? Wann er müde ist? Und wann er nur in Ihrem Arm kuscheln möchte? All das sollten Sie in den ersten Monaten herausfinden, aber zu viel Besuch, zu viele Termine und Unternehmungen können recht hinderlich sein.

Wie lernt man Babys Sprache?

Am Anfang wird es Ihnen so vorkommen, als hätten Sie keinen blassen Schimmer. Und das stimmt natürlich auch. Selbst wenn Sie viel mit anderen Babys zu tun oder ältere Geschwisterkinder haben, hat doch dieses Neugeborene seine ganz eigene Sprache. Völlig normal, dass man verwirrt ist und auch überfordert. Das wird mit der Zeit bedeutend besser.

Würden Sie einen Sprachkurs besuchen, kämen Sie doch auch nicht auf die Idee, dass Sie direkt in der ersten Unterrichtsstunde alles verstehen, sondern dass Sie die Sprache mit der Zeit lernen. In Bezug auf Ihr Baby ist das nicht anders. In den kommenden Wochen und Monaten avancieren Sie zum wahren Experten, wenn es darum geht, Ihr Neugeborenes zu verstehen. Das können Sie mir ruhig glauben.

Sie werden lernen, wie Ihr Baby signalisiert, dass es:
• Hunger hat
• satt ist
• müde ist
• überreizt ist (zu viel Lärm, Spielzeug, Menschen)
• unterfordert ist (Langeweile)
• ihm nicht gut geht (volle Windel, zu enge Kleidung, unbequeme Haltung, es ihm zu warm oder zu kalt ist)
• Schmerzen hat (kneifende Gurte im Kinderwagen, Blähungen, Ohrenschmerzen, Krankheit, Faden um Finger oder Zehe)
• kuscheln oder getröstet werden möchte

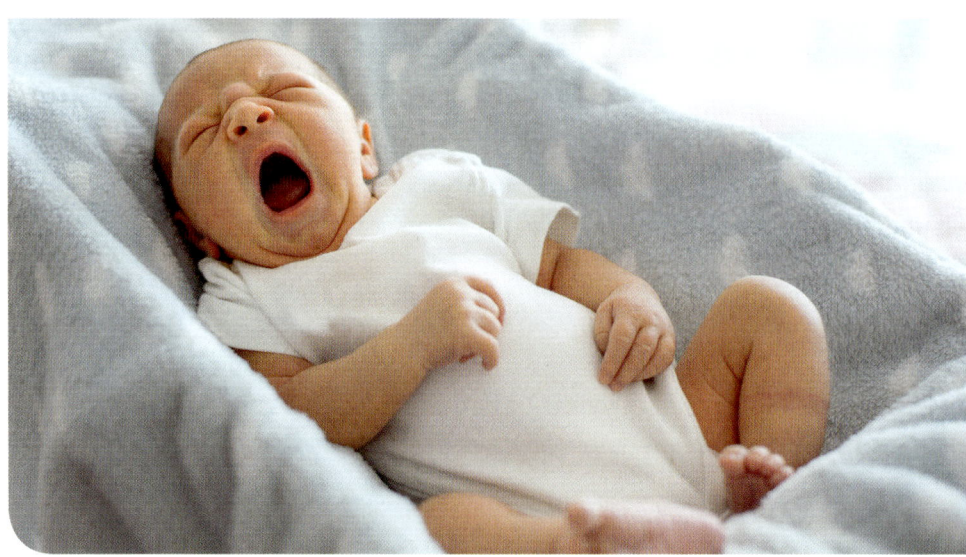

Vermutlich bekommen Sie den Rat, diese Liste einfach abzuarbeiten, um herauszufinden, was Ihr Baby stört, also: Windeln wechseln, Bäuerchen, auf dem Notizzettel nachsehen, wann es zuletzt getrunken hat und so weiter. Meiner Meinung nach ist das oft die verkehrte Herangehensweise und auch viel zu umständlich. So als würden Sie jemandem sagen, dass Sie Hunger haben und derjenige antwortet: »Ach wirklich? Dann lass uns doch eine Runde spazieren gehen und einen Kaffee trinken.«

Aber es gibt einen besseren Weg: Beobachten Sie Ihr Baby in den ersten Tagen und Wochen genau und versuchen Sie zu erkennen, was es Ihnen sagen will. Und zu sagen hat es ganz gewiss etwas! Zunächst verstehen Sie vielleicht nur Bahnhof. Aber Babys sind schlau und ausdauernd. Sie versuchen es so lange, bis Sie es verstanden haben. Vielleicht signalisiert Ihr Neugeborenes, dass es Hunger hat, aber Sie denken, es sei müde. Dann legen Sie es ins Bettchen und bekommen eine laute, unmissverständliche Ansage, dass das falsch war. Beim Stillen oder Füttern merken Sie, wie sich der kleine Körper entspannt, die Atmung ruhiger wird und Ihr Kind zufrieden schluckt. »Ja, Mama, du hast es kapiert – ich hatte solchen Hunger!«

Das ist auch einer der Gründe, warum ich Eltern so vehement von allen Arten des Weinenlassens abrate. Achtet man nicht auf die Kommunikation des Kindes, entgehen einem wichtige Hinweise, was es gerade braucht, und das Baby verliert das Vertrauen, dass die Eltern es verstehen. Säuglinge können Weinen nicht bewusst zum Manipulieren einsetzen. Sie weinen, weil sie noch nicht reden können. Sonst würden sie sagen: »Bitte hör mir zu und versteh mich.«

Ein weinendes Kind hat Vorrang

Lassen Sie alles stehen und liegen, wenn Ihr Baby weint, egal wo Sie gerade sind und wer bei Ihnen ist. Hören Sie Ihrem Kind wenige Minuten leise zu, was es sagen will. (»Entschuldigt bitte, aber ich muss mal hören, was meinen kleinen Schatz gerade stört.«). Sie finden schneller heraus, was es Ihnen sagen will, wenn alles andere in den Hintergrund rückt.

Typische Kommunikations-signale

Ihr Kind ist einzigartig und hat eine ganz individuelle Sprache, doch es gibt unter allen Babys auch viele Gemeinsamkeiten. Hier möchte ich Ihnen einige typische Signale an die Hand geben, die Ihnen den Weg zum Verstehen Ihres Sohnes oder Ihrer Tochter erleichtern. Nach den ersten Wochen oder Monaten werden Sie keine Listen mehr brauchen, denn dann wird niemand Ihr Kind so gut verstehen wie Sie. Bis dahin kann es aber hilfreich sein zu wissen, worauf man achten sollte.

Hunger

- Öffnet den Mund
- Streckt die Zunge heraus
- Nuckelt an den Händchen (direkt nach dem Stillen oder Füttern kann das aber auch nur ein reines Beruhigungssaugen sein)
- Nuckelt intensiv am Schnuller, als versuche es, Milch herauszubekommen
- Lippen- und Mundbewegungen, als würde es saugen
- Schmiegt das Köpfchen an Mamas oder Papas Brust
- Nuckelt an Gesicht, Arm oder anderen Körperteilen von anderen Menschen, wenn es in Hautkontakt kommt
- Suchreflex (der Mund öffnet sich, sobald etwas seine Wange berührt)

Großer Hunger

- Weint weiter, auch wenn es auf den Arm genommen wird
- Dreht den Kopf ununterbrochen von einer Seite zur anderen

Haben Sie auch im Hinterkopf, wann Ihr Kind zuletzt getrunken hat:
- Neugeborene Stillkinder wollen etwa alle ein bis drei Stunden an die Brust (mindestens 8 x in 24 Stunden, meist aber 10–12 x).
- Neugeborene Flaschenkinder melden sich etwa alle zwei bis vier Stunden, je nach Alter, Trinkmenge und Bedarf.

Sättigung

- Langsames Nuckeln mit Pausen
- Nuckelt eher desinteressiert und wenig kräftig
- Behält die Brustwarze im Mund, ohne daran zu saugen
- Lässt die Brustwarze los
- Dreht sich von Brust oder Flasche weg
- Wehrt sich, wenn ihm die Brust angeboten wird
- Interessiert sich mehr für die Umgebung

Müdigkeit

- Bewegt sich kaum oder nur ruhig, langsam
- Wird ruhiger, macht weniger Geräusche
- Desinteresse an Menschen und Spielsachen
- Sieht von Ihnen weg
- Glasiger Blick, träumt mit offenen Augen
- Schlaffe, entspannte Gesichtsmuskulatur und Kiefer
- Quengelt oder jammert
- Große Augen, blinzelt nicht
- Reibt sich Augen, Ohren oder über das Gesicht
- Kommt in Ihren Armen nicht zur Ruhe, windet sich
- Gähnt
- Ist seit ein bis drei Stunden wach
- Die letzte Schlafphase wurde unterbrochen, Ihr Kind konnte nicht so lange schlafen, wie es gewollt hätte.

Übermüdung

- Quengelndes Weinen (kann auch ein Zeichen für Hunger sein)
- Überstreckt sich oder streckt sich durch
- Rudert ruckartig und unkoordiniert mit Armen und Beinen
- Gesenkter Kopf, keine Kopfkontrolle

- Die Augen fallen ihm fast zu, es blinzelt seltener, die Augenlider flackern.
- Augenringe, rote oder blutunterlaufene Augen
- Seit mehr als drei Stunden wach

Unwohlsein

- Dreht und windet sich
- Reckt sich, um seine Lage zu verändern
- Streckt sich nach hinten durch
- Schwitzt im Nacken oder am Kopf
- Jammert
- Oberkörper fühlt sich kühl oder zu warm an (Kalte Hände oder Füße sind kein brauchbares Indiz, denn oft reichen dann Socken oder Fäustlinge.)

Weinen als Überlebensinstinkt

Die Bedürfnisse Ihres Neugeborenen sollten Sie so schnell wie möglich befriedigen. Je länger es dauert, umso lauter wird Ihr Kind. Das ist eine Art Schutzmechanismus und Überlebensinstinkt. Wie ein Rauchmelder ist Ihr Kind darauf programmiert, Ihre Aufmerksamkeit auf sich zu ziehen und so lange zu halten, bis das Problem gelöst ist.

- Rote Striemen an Armen oder Beinen von zu enger Kleidung
- Ist schon zu lange in einem Hochstuhl, einer Wippe oder Trage

Reizüberflutung

- Schaut bewusst von Menschen und Spielsachen weg
- Atmet schneller
- Ruckartige Bewegungen
- Schließt die Augen, obwohl es nicht müde ist
- Blickt in die Ferne, statt Menschen oder Spielsachen vor ihm zu fixieren
- Mag keine zusätzlichen Geräusche, auch kein Singen, Flüstern, ja noch nicht einmal ein »Sch!«
- Weint untröstlich, nachdem es einige Zeit zufrieden mit anderen Menschen gespielt hat.
- Nach einem anstrengenden Tag ist es generell quengelig.

Langeweile

- Weinerlich, quengelig, jammert leise, nachdem es einige Zeit ruhig war
- Versucht, aus der Babyschale, dem Kinderwagen oder Hochstuhl herauszukommen
- Wirft Spielsachen weg
- Träumt mit offenen Augen, obwohl es wach und ausgeschlafen ist

- Sitzt wach seit einiger Zeit am selben Ort, zum Beispiel während einer längeren Autofahrt in der Babyschale, im Restaurant in einem Hochstuhl oder einer Trage
- War den ganzen Tag oder sogar mehrere Tage am Stück nur zu Hause, nicht draußen

Schmerzen

- Plötzlicher spitzer Schrei
- Weint laut und lässt sich auch nicht beruhigen, wenn es hochgenommen wird
- Heftiges Weinen, hält zwischendurch sogar die Luft an (Das könnte auch auf großen Hunger hindeuten oder dass Sie nicht bereits bei den frühen Hungerzeichen reagiert haben.)
- Heftiges Weinen, auch beim Stillen/Füttern oder im Arm
- Ein Schrei, der durch Mark und Bein geht. Sie wollen nur noch zu Ihrem Kind rennen.

Kuscheln und Trost

- Es ist weder müde, hungrig noch hat es eine volle Windel, aber dennoch scheint Ihr Baby nicht glücklich zu sein. Zeit für eine Kuscheleinheit auf dem Arm, im Tragetuch oder einer Tragehilfe! Körperkontakt ist für Babys so essenziell wie Nahrung und Schlaf.

Wenn Sie nicht wissen, warum es weint

Selbst wenn Sie irgendwann die Zeichen Ihres Babys wie ein Profi lesen können, wird es immer wieder Situationen geben, in denen sie schwerer zu deuten sind. Manchmal wird es ein Rätsel bleiben, warum Ihr kleiner Liebling weint. Dann wird man schnell nervös und zweifelt an seinen Fähigkeiten. Vielleicht fühlen Sie sich wie ein Versager. Das sind Sie aber nicht! Babys sind kompliziert – und Ihr Kind ist so neu auf der Welt, wie Sie neu in der Elternwelt sind.

Wenn Sie nicht wissen, warum Ihr Kind weint, atmen Sie ein paarmal tief durch, um ruhiger zu werden. Ihr Baby hat ein Auge auf Sie, also überzeugen Sie es, dass Sie ganz gelassen sind, denn es könnte Ihre Gefühle spiegeln. Kommen Sie erst selbst zur Ruhe und wenden Sie danach die Beruhigungsmöglichkeiten an, die sich bei Neugeborenen bewährt haben: Stillen (bei uns auch bekannt als »die Geheimwaffe«), Tragen oder Haut an Haut auf Papas warmer Brust kuscheln. Womöglich weiß noch nicht einmal Ihr Kind selbst, warum es weint, also reicht vielleicht einfach ein wenig liebevolle Zuwendung. Man kann ein Baby nicht mit Liebe verwöhnen – also kuscheln Sie mit Ihrem Schatz und beruhigen Sie ihn mit sanften Worten oder einem Schlaflied.

Ausgeruhte Eltern sind die besseren Lehrlinge

Vergessen Sie nicht, dass die meiste Zeit Sie in die Lehre gehen, während Ihr Baby Sie ausbildet. Das machen Kinder toll, denn wenn Sie etwas länger brauchen, bleibt Ihr Kind einfach bei der Stange, bis Sie es gelernt haben. Belohnt werden Sie mit einem Lächeln, Gurren, Lachen oder einer Umarmung, egal wie gut oder schlecht Sie waren.

Ein Baby verstehen zu lernen, ist nicht kompliziert – aber es ist auch nicht einfach. Es braucht Konzentration und Einfühlungsvermögen, aus den feinen Nuancen in Laut und Bewegung lesen zu lernen. Das kann ganz schwer sein, wenn Sie sich mit dem Leben mit einem Neugeborenen überfordert fühlen – ganz abgesehen von den unterbrochenen Nächten und der extremen Müdigkeit. Erschöpfte Eltern können sich schlechter konzentrieren.

Einen Ratschlag werden Sie immer wieder zu hören bekommen: »Schlaf, wenn dein Baby schläft.« Das ist in der Tat mal ein brauchbarer Rat! Frischgebackene Eltern sind müde. Neugeborene verlangen einem viel ab. Jedes neue Familienmitglied bringt das Gleichgewicht durcheinander. Also schlafen Sie, wenn Sie können!

Als Mutter von vier Kindern gab es immer wieder Zeiten, wo noch nicht einmal daran zu denken war, mich hinzulegen, wenn das Baby schlief. Und ich wette, Ihnen ergeht es ähnlich. Also steht es manchmal einfach nicht zur Debatte. Aber ... tagsüber gibt es ein Geheimrezept, wie man doch zu mehr Erholung kommt. Ihr Kind will doch bestimmt regelmäßig trinken, oder? Nutzen Sie das als Auszeit zur Entspannung. Sie können gleichzeitig stillen oder füttern und sich ausruhen.

Sollte das Stillen neu für Sie sein, ist es womöglich in der ersten Zeit eher schwierig, die Stillmahlzeiten zum Entspannen zu nutzen, aber mit der Zeit wird es einfacher und dann kann das Stillen eine kleine Auszeit im Alltag werden. Nehmen Sie sich bis dahin aber die Zeit, das Stillen zu lernen. Haben Sie sich für Bed-Sharing entschieden und ein sicheres Familienbett geschaffen, lernen Sie, im Liegen zu stillen, um das auch tagsüber ein- bis zweimal zu tun und dabei wegdösen zu können.

Wenn Sie sich zum Stillen oder Füttern hinsetzen, gehen Sie am besten immer so vor:
- Entspannen Sie sich.
- Atmen Sie ruhig.
- Lassen Sie die Schultern entspannt. (Mütter neigen dazu, beim Stillen oder Füttern die Schultern hochzuziehen, besonders in der ersten Zeit. Befinden sich Ihre Schultern schon fast bei den Ohren, die Muskeln in den Armen, den Schultern und im Nacken verkrampfen, kann dies wiederum zu Kopfschmerzen führen).
- Kreisen Sie sanft mit dem Kopf, um die Anspannung loszulassen.
- Genießen Sie diese friedliche Zeit mit Ihrem Baby. Nutzen Sie die Gelegenheit, Ihren kleinen Schatz anzuschauen. Das sind bleibende Erinnerungen.
- Telefonieren Sie mit Freunden oder Verwandten und erzählen Sie, was es Neues gibt.
- Lesen Sie. Jetzt haben Sie die Gelegenheit, sich die Bücher vorzunehmen, die Sie schon immer einmal lesen wollten!
- Sehen Sie fern oder hören Sie Musik, wenn Ihnen das beim Entspannen hilft.

Simplify Your Life

Gestalten Sie Ihr Leben so einfach wie möglich, besonders in der Neugeborenenzeit. Schrauben Sie Ihre Ansprüche im Haushalt herunter. Nehmen Sie dankbar jede Hilfe an. (Sprechen Sie mir nach: »Oh, vielen Dank, sehr gern.«) An oberster Stelle steht nun, dass Sie sich um Ihr Neugeborenes kümmern. Und um sich selbst, damit Sie sich überhaupt um Ihr Baby kümmern können. All die Rezepte und Entrümpelungsvorschläge von Pinterest laufen nicht weg.

Überhören Sie schlechte Ratschläge

Viele Leute haben genaue Vorstellungen vom Babyschlaf – selbst wenn sie keine Kinder haben. Viele Meinungen und Ratschläge sind ungenau, falsch oder schlichtweg gefährlich. Schützen Sie sich vor schlechten Ratschlägen, selbst wenn sie gut gemeint sind. Informieren Sie sich selbst.

Zum Beispiel wird Ihnen bestimmt geraten, Ihr Baby schreien zu lassen, um alle Schlafprobleme zu lösen. Für Neugeborene ist das nicht nur ein gefährlicher Rat, sondern es ist auch oft von kurzem Erfolg gekrönt. Auch ältere Babys müsste man sich wieder und wieder in den Schlaf weinen lassen, worunter sowohl das Kind als auch die Eltern leiden.

Die ältere Generation wird Ihnen garantiert auch sagen, dass deren Kinder besser und länger geschlafen haben, was möglicherweise sogar stimmt. Früher ließ man Babys dort schlafen, wo sie eben schliefen, auch auf weichen Oberflächen oder Kissen, dicken Decken oder auf dem Bauch. Doch Schlafen in Rückenlage auf einer festen Unterlage kann das SIDS-Risiko um die Hälfte verringern. Dafür lohnt es sich, auf ein paar Minuten Schlaf zu verzichten.

Seien Sie flexibel

Es ist einfach eine Tatsache, dass Ihr Neugeborenes nachts aufwachen und tagsüber zu unvorhersehbaren Zeiten schlafen wird, welche sich wiederum immer wieder ändern, also seien Sie bezüglich des Schlafes so flexibel wie möglich. Wenn Sie sich über die nächtlichen Unterbrechungen aufregen, schläft Ihr Baby auch nicht besser, aber Sie lenken sich von Ihrer wichtigsten Aufgabe ab: Ihr Neugeborenes kennenzulernen und umgekehrt.

2. Realistische Erwartungen

Ein Neugeborenes braucht Milch, Liebe und Körperkontakt – und zwar ganz viel davon. Man kann es nicht zu sehr verwöhnen, wenn man seine Grundbedürfnisse befriedigt.

Kleine Babys können weder manipulieren noch stur sein. Ihre Bedürfnisse sind instinktgesteuert. Sie müssen verwöhnt werden und brauchen so viel Körperkontakt, Kuscheln, Stillen, Wiegen, Singen und Säuseln, wie wir Ihnen nur geben können. Und auch Studien zeigen, dass Babys, die tagsüber viel getragen und gekuschelt werden, zufriedener sind. Sie quengeln und weinen weniger als die Kinder, die zu häufig in ihrem Bettchen, Hochstuhl, der Wippe oder dem Kinderwagen sich selbst überlassen werden.

Die ersten Monate mit einem Neugeborenen rauschen nur so an einem vorbei, und eines Morgens werden Sie überrascht feststellen, dass die Zeit des Schlafentzuges vorbei ist. Was bleibt, ist ein bleibender Eindruck auf Ihr Kind, wie Sie auf es reagiert und sich um es gekümmert haben. Liebe Mütter und Väter, atmet tief durch, denn das ist gerade mal der Anfang vom lebenslangen Glück. Lassen Sie die Welt sich einfach eine Weile weiterdrehen, während Sie Ihr Baby so sehr bemuttern, wie Sie wollen!

Erwartungen und Wirklichkeit

Wenn Sie ein Kind erwarten, wissen Sie eins ganz gewiss: Säuglinge wachen nachts auf. Also rechnen Sie auch damit, dass Ihr Baby das tut. Das ist doch ganz normal, oder? Doch ist das Neugeborene

nichts tun, damit Ihr Kind tatsächlich in einem Rhythmus schläft, der Ihrem Bedarf angemessen ist. Und so schlurfen Sie völlig fertig und todmüde durch den Tag und ärgern sich, dass Ihr Baby so oft wach wird. Nicht selten liegt es auch daran, dass die Eltern die Schlafbedürfnisse ihres Neugeborenen nicht verstehen und ihm so auch nicht helfen können. Und auch gestandene Eltern vergessen oft, wie sich diese erste Zeit anfühlt und was ein Baby braucht (was vielleicht an der Vergesslichkeit infolge des Schlafmangels liegt).

dann erst mal da, kann es Sie ganz schön umhauen, wie oft Sie aus dem Schlaf gerissen werden. Vielleicht wussten Sie nicht, dass viele Neugeborene alle ein bis zwei Stunden wach werden … die ganze Nacht hindurch und das jede Nacht. Um es noch anstrengender zu machen, schlafen sie tagsüber oft nur für 20 Minuten am Stück. Erst wenn Sie tatsächlich ein kleines Baby haben, wissen Sie, was es heißt, unterbrochene Nächte zu haben, ohne die Möglichkeit, den verpassten Schlaf tagsüber nachzuholen.

Frisch gebackene Eltern machen wegen des Schlafs Ihres Kindes ganz schön was mit – es ist eine verrückte Zeit, die einen völlig von den Socken haut. Sie können

Neugeborene können nicht durchschlafen

Wenn Sie befürchten, mit Ihrem Baby stimme etwas nicht, weil es weder die ganze Nacht durchschläft noch tagsüber glücklich lange am Stück schläft, irren Sie sich gewaltig. Neugeborene können schlichtweg nicht durchschlafen. Auch die Tagschläfchen folgen keinem klaren Muster. Wie schon erwähnt, müssen kleine Babys tags wie nachts alle paar Stunden gestillt oder gefüttert werden. Und auch die innere Uhr funktioniert noch nicht. Auf dem Weg zur Schlafreife gibt es keine Abkürzungen. Diese ersten Monate vergehen auf ihre ganz eigene Weise.

Ich kann Ihnen nicht versprechen, dass Ihr Kind wie durch Zauberei durchschläft, wenn Sie meine Anregungen befolgen, denn – und hier wiederhole ich mich gern: Neugeborene schlafen nicht durch, sie können es nicht und sie sollten es auch nicht.

Aber ich verspreche Ihnen, dass Ihr Baby so gut schlafen wird, wie es nur kann, wenn Sie seine Schlafbedürfnisse verstehen, respektieren und darauf eingehen. Seinen Schlaf können Sie vor äußeren Einflüssen schützen und Sie können Ihrem Baby auch helfen, nach seinem ganz eigenen Bedarf zu schlafen. Dann schläft es zwar auch nicht durch (ich glaube, diesen Punkt haben Sie mittlerweile verstanden), aber es kann gut genug schlafen, damit Ihr eigener Schlafmangel Sie nicht vollkommen aus der Bahn wirft, sondern Sie voller Energie diese ersten Monate mit Ihrem Sohn oder Ihrer Tochter genießen können.

Babys sind unberechenbar

Auch wenn ich allgemein von Babys rede, gibt es doch immer wieder Ausnahmen, die nach ihren eigenen Regeln leben. Sollten Sie einen besonders guten Schläfer haben, denken Sie vielleicht, dass andere Eltern übertreiben, wenn diese erzählen,

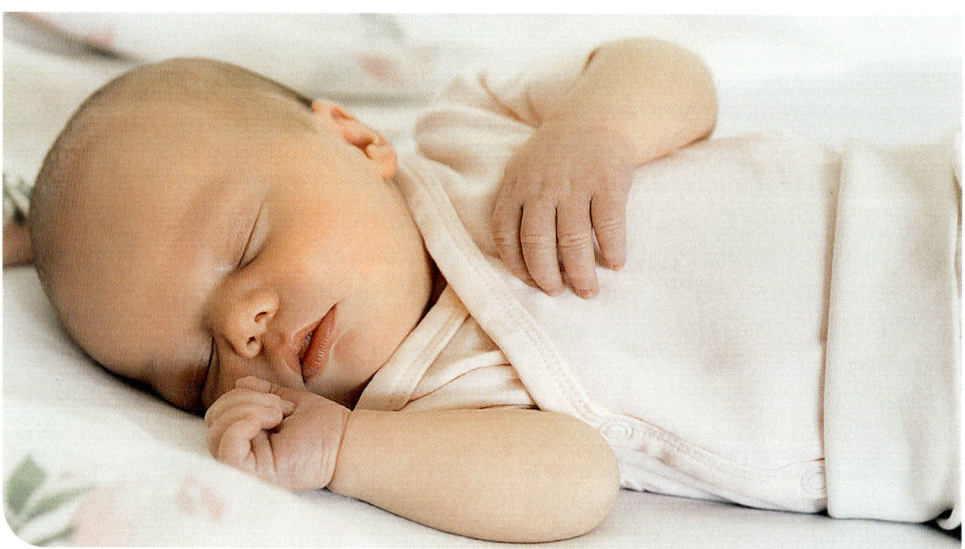

wie oft ihr Kind nachts wach wird. (Tun sie nicht! Aber Sie hatten einfach nur Glück!) Bei manchen Babys zeigen die 15 Schlüssel direkt Erfolge und sie schlafen vier bis fünf Stunden am Stück, sodass sich die Eltern fragen, ob sie Ihr Baby zum Füttern wecken sollten. Die Antwort ist ein klares Vielleicht. Schläft Ihr Baby längere Zeit am Stück, sollten Sie Ihren Kinderarzt fragen, ob es in Ihrer Situation in Ordnung ist, die Pausen zwischen den Mahlzeiten so groß zu lassen. (Testeltern, denen es so ging, waren froh, diese Luxusfrage stellen zu können!) Die Antwort hängt von Gewicht, Gesundheitszustand und Anzahl der Mahlzeiten tagsüber sowie vielleicht auch anderen Faktoren ab. Manche Babys schlafen in der ersten Woche wahnsinnig viel. Womöglich glauben wir schon, wir wären mit einem besonders guten Schläfer gesegnet – bis diese Frisch-aus-dem-Bauch-heraus-Müdigkeit nachlässt und wir ein ganz normales Kind haben. Babys sind unberechenbar!

Wann schläft es durch?

Durchschlafen wird definiert als eine durchgängige Schlafphase von fünf Stunden. Fünf Stunden – nicht acht, zehn oder zwölf Stunden! Im ersten halben Jahr wachen die meisten Kinder nachts zwei- bis dreimal auf, danach bis zum ersten Geburtstag ein- bis zweimal. Ein Baby schläft durch, wenn es fünf Stunden am Stück schläft, ohne trinken zu wollen. Auch wenn diese Definition sich wohl nicht mit Ihrer Vorstellung deckt, so ist sie doch eine vernünftige Messlatte, um das Schlafverhalten von kleinen Kindern zu beurteilen. Ja, manche Kinder schaffen diese längeren Schlafphasen früher als andere, doch irgendwann schaffen es alle.

Andere Babys schlafen aber viel besser!

Man muss unter frischgebackenen Eltern nur auf das Thema Schlaf zu sprechen kommen, schon sieht man die abwehrende Verunsicherung auf ihren Gesichtern. Unsere Gesellschaft ist voller Vorschriften, dass Babys durchschlafen müssen. Und falls sie das nicht tun, ist das unsere Schuld. Es herrscht so ein Druck, dass man beweisen muss, gute Eltern zu sein, indem man ein gut schlafendes Kind präsentiert, dass manche weder Freunden noch Verwandten die Wahrheit sagen und mitunter auch den Kinderarzt anflunkern. Die Webseite Netmums befragte beinahe 11 000 Eltern zum Schlaf ihrer Kinder. Der Perfektionsdruck ist so immens, dass etwa ein Drittel aller Befragten zugaben, beim Thema Schlafen zu lügen. (Und wie hoch ist wohl die Dunkelziffer?)

Wie Schlaf funktioniert

Realistische Erwartungen von Anfang an können den Druck auf Sie und Ihr Kind mindern und machen Sie immun gegen schlechte Ratschläge. Löschen Sie am besten alles aus Ihrem Kopf, was Sie bislang über Neugeborenenschlaf wissen, und fangen wir mit ein paar wichtigen Fakten an:

- Neugeborene schlafen zunächst 15 bis 18 Stunden pro Tag (oder sogar mehr!). Mit drei Monaten beträgt der Schlafbedarf durchschnittlich 15 Stunden, mit sechs Monaten 14 bis 15 Stunden.
- Die vielen Stunden Schlaf sind bei Neugeborenen gleichmäßig auf vier bis sieben (oder mehr) Schlafphasen verteilt – tags und nachts. In den ersten Wochen schlafen die meisten Neugeborenen acht bis neun Stunden tagsüber und etwa acht Stunden nachts – aber natürlich nicht am Stück.
- Frühgeborene, kranke oder behinderte Kinder brauchen eventuell mehr Schlaf, den sie auf kürzere Schlafphasen verteilen.
- Die Schlafphasen können ganz unterschiedlich lang sein, von zwanzig Minuten bis zu fünf oder mehr Stunden, wobei sie im Laufe der Monate länger werden.
- Zunächst unterscheidet Ihr Kind nicht zwischen Tag und Nacht. Der Tag-Nacht-Rhythmus beginnt sich mit etwa sechs bis neun Wochen einzustellen, aber die innere Uhr läuft oft erst mit vier bis fünf Monaten wirklich rund.
- Neugeborene wachen leicht auf, weil sie sich meist in den Leichtschlafphasen befinden.
- Noch einmal zur Erinnerung: Fünf Stunden Schlaf am Stück sind bereits Durchschlafen.
- Der Magen von Neugeborenen ist sehr klein (bei Geburt etwa so groß wie eine Kirsche, mit einem Monat so groß wie ein Hühnerei) und Babys wachsen schnell. Oft wollen sie alle zwei bis drei Stunden trinken – oder noch öfter.

Je mehr Sie über den Babyschlaf wissen, umso realistischer sind Ihre Erwartungen. Mehr dazu finden Sie auch in Kapitel 4 »Die zufriedene Wachphase (Seite 64).«

Babys und die Milch

Neugeborene sollten nicht nach der Uhr gefüttert werden oder schlafen müssen, was beides gefährlich sein kann. In den ersten Wochen sollte Ihr Kind schlafen, wenn es müde ist, und trinken, wenn es hungrig ist. So einfach ist das.

Denken Sie daran, dass alle Neugeborenen oft Milch brauchen, nach ihrem eigenen Bedarf. Stillkinder werden sich etwa alle ein bis drei Stunden melden, mindestens achtmal in 24 Stunden, meistens jedoch zehn- bis zwölfmal. (Sie brauchen nicht mitzählen, wie oft Sie stillen, wenn Ihr Kind gesund ist, gut zunimmt und ausreichend nasse Windeln hat.) Ihr Baby zeigt Ihnen den Weg. Beim Stillen strömt die Milch nicht gleichmäßig aus der Brust, weshalb eine Stillmahlzeit etwas Zeit braucht, etwa zwanzig Minuten bis zu einer Stunde.

Flaschenkinder brauchen etwa alle zwei bis vier Stunden ihre Milch, abhängig von Alter und persönlichem Bedarf.

Nächtliches Aufwachen hat seine Gründe

Kein Experte, keine Tabelle und kein Buch weiß, was Ihr Baby braucht – nur Ihr Sohn oder Ihre Tochter weiß es. Wenn Ihr kleiner Liebling Hunger hat, will er gestillt oder gefüttert werden. Wenn er müde ist, möchte er schlafen. Man kann zwar ein Baby dazu bekommen, nachts durchzuschlafen – aber das liegt nicht im Interesse des Kindes. Das sage ich, damit Sie sich nicht unter Druck gesetzt fühlen, die

Frage der Testeltern

Manchmal will mein Stillkind tagsüber jede Stunde an die Brust! Und jede Mahlzeit dauert zwanzig Minuten bis zu einer Dreiviertelstunde. Ist das normal? Kann man Babys überfüttern?

Meine Antwort

Ja, das ist vollkommen normal. Und Sie können Ihr Baby nicht überfüttern. Wenden Sie sich bei Stillfragen am besten an eine Stillberaterin, die Ihnen gern weiterhelfen wird. Fragen Sie in Ihrer Geburtsklinik, beim Kinderarzt, der Hebamme oder Doula nach Beraterinnen in der Nähe oder schauen Sie auf der Webseite von La Leche Liga www.lalecheliga.de, AFS www.afs-stillen.de oder DAIS www.ausbildung-stillbegleitung.de.

Bedürfnisse Ihres Babys nachts zu ignorieren, damit es länger am Stück schläft.

Wachstumsschübe

Neugeborene wachsen rasant, aber nicht linear. An manchen Tagen oder Wochen wachsen sie schneller. Während dieser »Wachstumsschübe« sind die Kinder oft dauernd hungrig und schlafen nur kurz. Was ist der Unterschied zwischen einem Wachstumsschub und einem Schlafproblem? Wie der Name schon sagt, kommt der Schub plötzlich, das Kind verhält sich anders, schläft zum Beispiel kürzer, trinkt häufiger, ist abends besonders quengelig und wacht nachts häufiger auf. Wachstumsschübe dauern wenige Tage bis eine Woche oder auch mal länger. Vermeiden Sie Reizüberflutung und gönnen Sie sich öfter mal eine Pause!

Auch Meilensteine in der Entwicklung beeinflussen den Schlaf. Kann Ihr Kind sich drehen oder sitzen, hält es das vielleicht vom Schlafen ab. Es wacht auf und will seine neue Fähigkeit direkt ausprobieren. Lassen Sie es tagsüber auf dem Bauch spielen, damit es die Bewegungen trainieren kann. Nach kurzer Zeit hat es den Dreh raus und kann sich nachts leichter selbst bequem hinlegen.

Vanessa, Mutter von Rachael, 2 Jahre

Schnuller auf zwei Beinen

>> *Als Rachael noch ganz klein war, war sie während eines Wachstumsschubes ständig an der Brust. Hätte ich nicht gewusst, dass das normal und notwendig ist, um mit dem schnellen Wachstum Schritt zu halten, hätte ich wohl versucht, sie nach der Uhr zu stillen. So aber nahm ich meine Rolle einfach an: ein Schnuller auf zwei Beinen zu sein.* <<

Es wird besser!

Außer, wenn es nicht besser wird ... Vielleicht setzen Sie alle 15 Schlüssel um und haben doch weiterhin ein Kind, das nachts alle zwei Stunden wach wird und tagsüber nur für ein Stündchen schläft. Aber es wird besser, auch wenn Sie erst einmal keine Fortschritte sehen.

Der Weg zum besseren Schlaf

Der Weg hin zum nächtlichen Durchschlafen und zu besseren Tagschläfchen ist keine gerade Strecke. Er ähnelt mehr einem Tanz: zwei Schritte vorwärts, einen Schritt zurück und zahlreiche Ausfallschritte zwischendurch. Oft erkennt man die Veränderungen erst mit etwas Abstand, nach ein oder zwei Monaten: Die Tagschläfchen werden länger, das Baby entwickelt nachts einen Rhythmus und schläft vielleicht schon vier Stunden am Stück und nach jedem Stillen schläft es direkt wieder ein. Sie trauen sich, der Welt zu verkünden, wie toll Ihr Kind nun schläft. Doch dann, ganz plötzlich, geht alles wieder zurück auf Anfang. In einer Nacht (oder in zwei oder auch in sieben Nächten am Stück) wacht es alle zwei oder drei Stunden weinend auf und will stillen, tagsüber gibt es sowieso nur noch Powernaps. Dann sollten Sie innehalten, die 15 Schlüssel noch einmal durchlesen und diejenigen anwenden, die Ihnen passend erscheinen.

Guter Schlaf, was ist das?

Alle Babys sind einzigartig und schlafen, wie Erwachsene auch, unterschiedlich. Zahlreiche Faktoren beeinflussen den Babyschlaf, sodass man Kinder einfach nicht miteinander vergleichen kann – und es auch nicht versuchen sollte.

Oft findet eine Familie einen Rhythmus, der für sie passt. Schlafplatz und Routinen fühlen sich für sie gut an und alle sind zufrieden. Doch dann zieht ein Freund, Nachbar, ein Buch oder ein Internetbeitrag ihnen den Boden unter den Füßen weg und sie glauben, sie würden alles falsch machen. Sie sind enttäuscht und versuchen andere Dinge. Die Schlafsituation wird jedoch nicht besser sondern schlechter.

Doch halt! Ich schrieb, alle waren zufrieden und es passte für die Familie. Was war also geschehen? Von außen wurde ihre Wahrnehmung beeinflusst, sie kamen ins Zweifeln. Eine eigentlich gute Situation war dahin. Lassen Sie es nicht dazu kommen, dass es Ihnen auch so ergeht.

In der Neugeborenenzeit bedeutet guter Schlaf:
- An allen Orten schlafen, die für das Baby sicher sind
- Ihr Kind trinkt gut, nimmt gut zu und ist gesund
- Sie verstehen die Signale Ihres Kindes und gehen auf seine Bedürfnisse ein (tags und nachts)
- Sie sind zufrieden, wie es läuft oder auch mit dem Fortschritt, der sich abzeichnet

Wenn das zutrifft, brauchen Sie nichts an der Schlafsituation ändern, ganz egal was irgendjemand sagt.

3. Die Schlafsignale erkennen

Wenn Kinder müde sind, geben sie verschiedene Signale. Sie müssen nur lernen, diese zu erkennen und Ihren kleinen Schatz ins Bett bringen.

Ihr Neugeborenes braucht viel Schlaf – bis zu 18 Stunden täglich. Aber es weiß es noch nicht! Es lebt im Augenblick, mit seinen Bedürfnissen und in seiner Umgebung. Selbst wenn es müde ist, schläft es vielleicht nur ein, wenn die Situation ganz genau passt. Ihr Kind weiß nichts über seinen eigenen Schlafbedarf, sondern wird von seinen Instinkten gelenkt. Ist es müde, schläft es – oder quengelt und weint, weil es nicht schläft. Die gute Nachricht: Wenn Ihr Baby müde ist, wird es Ihnen das auf verschiedene Arten mitteilen. Die schlechte Nachricht: Es dauert etwas, bis Sie diese Signale auch erkennen. Die beste Nachricht: Sobald Sie das können und darauf reagieren, wird der Schlaf besser.

Ihr Kind hat seine eigene, komplexe und oft auch verwirrende Sprache und kommuniziert mitunter sehr subtil. Wenn Sie nicht gleich bei den frühen Schlafsignalen reagieren, endet das schnell in Quengelei und Tränen. Babys sind sehr schnell übermüdet und finden dann nur noch schwer in den Schlaf. Allerdings ist das Wachsein dann auch nicht mehr angenehm. Sie hängen also dazwischen fest, jammern und weinen. Einer der wichtigsten Schlüssel für guten Neugeborenenschlaf ist, die Schlafsignale richtig zu deuten: wann Sie Ihr Baby hinlegen oder in den Schlaf stillen oder tragen sollten, wann es über den Punkt ist und Ihre Hilfe braucht.

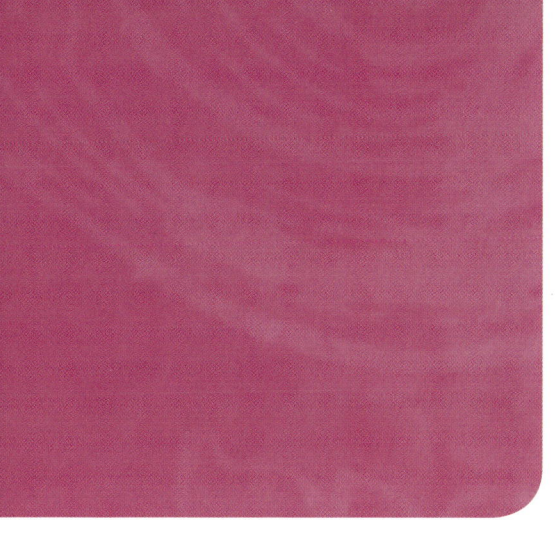

Sie waren satt und hatten eine frische Windel an, er wiegte sie, aber sie hörten nicht auf zu weinen. Schließlich legte er sie ins Bettchen – und sie schliefen sofort ein! Wir mussten darüber lachen, denn während er versuchte, sie zum Schlafen zu bringen, hatte er vergessen, dass er sie einfach nur in Ruhe schlafen lassen musste.◄◗

Ein Säugling kann sich nicht selbst ins Bett bringen und weiß auch nichts über seinen Schlafbedarf. Aber ein müdes Kind, das wach gehalten wird, ist meistens eher unglücklich. Mit der Zeit summiert sich das zu einem Schlafmangel, der zu unterbrochenerem Schlaf und weiteren Schlafschwierigkeiten führt.

Elizabeth und Daniel, Eltern der Zwillinge Luke und Lily, 2 Monate

Viel kann auch zu viel sein

❱❱ *Uns hat es sehr geholfen, die Schlafsignale zu erkennen und zu wissen, wie viel Schlaf Babys brauchen. Einmal brachte mein Mann die Kinder ins Bett.*

Lernen Sie die Sprache Ihres Kindes

Die natürlichste Art, Ihr Kind kennenzulernen, ist zugleich die einfachste: verbringen Sie Zeit mit ihm. Ohne Hektik und Ablenkung wäre es am besten, aber letztlich zählt jede Minute.

In den ersten Monaten beschränkt sich die Spielzeit auf Blickkontakt. Spielzeug ist noch nicht nötig, denn Sie sind das Lieblingsobjekt Ihres Babys. Am besten lernen Sie Ihr Kind kennen, wenn Sie viel Blickkontakt zueinander haben und so miteinander kommunizieren. Erzählen Sie, singen und summen Sie. Und beobachten Sie dabei das kleine Gesicht. Das Lächeln, die Mimik und die

Augenbewegungen verraten Ihnen so viel. Beobachten Sie auch den Körper: Rudert es mit dem Armen, streckt es sich durch oder kuschelt es sich behaglich an Sie? Auf diese Weise äußert Ihr Baby seine Bedürfnisse.

Mein Rat für die ersten Wochen: Machen Sie es sich so einfach wie möglich. Kochen Sie schnelle Gerichte, legen Sie keine Handtücher zusammen und drücken Sie ein Auge zu, wenn der Haushalt nicht picobello ist. Begrenzen Sie die Besucher auf die für Sie wichtigsten Personen. Natürlich möchten die engsten Verwandten und Freunde Ihr neues Familienmitglied begrüßen, doch achten Sie darauf, dass Ihre Tage nicht nur aus Besuch bestehen – abgesehen von den wirklich hilfreichen Besuchern, die etwas zu essen mitbringen, eine Waschmaschine anstellen oder sich um Ihr Neugeborenes kümmern, während Sie ein wenig Schlaf nachholen können. Je mehr Zeit Sie mit Ihrem Kind verbringen, umso schneller werden Sie seine Sprache verstehen und seine Schlafsignale deuten können. Wenn Sie den lieben langen Tag mit Ihrem Besuch beschäftigt sind, aufwendig kochen und den Haushalt auf Vordermann bringen, fehlt Ihnen die Zeit, um Ihr Baby kennenzulernen.

Müdigkeitsanzeichen

Babys haben etliche Müdigkeitsanzeichen – vielleicht zeigt Ihr Kind nur ein oder zwei oder aber auch die ganze Bandbreite. An manchen Tagen ist es vielleicht zunächst immer dasselbe Zeichen, gegen Abend dann ein anderes.

Auch wenn alle Kinder auf ihre eigene Weise kommunizieren, gibt es doch typische Anzeichen für Müdigkeit bei Neugeborenen. Die wichtigsten Signale finden Sie im Kapitel 5 »Schlafgeräusche und Wachgeräusche« (Seite 82). Lesen Sie dort noch einmal nach und ergänzen Sie die Signale, die Ihr Kind aussendet. Das wird Sie dabei unterstützen, die Müdigkeitsanzeichen Ihres Sohnes oder Ihrer Tochter zu erkennen.

Wenn Sie Müdigkeitsanzeichen erkennen

Wenn Sie merken, dass Ihr kleiner Liebling müde wird, fangen Sie kein ausgedehntes Einschlafritual an. Bringen Sie es ins Bett, sofort. Die Chance, dass es schnell einschläft, ist gar nicht mal so schlecht. Wenn Sie sofort reagieren, schläft es wahrscheinlich schneller und leichter ein.

Verpassen Sie seine Signale, kann es schnell übermüdet sein. Dann schläft es nicht nur schlechter ein, sondern bekommt sogar noch mehr Auftrieb. Es dreht auf, quengelt, wird unruhig, was es wiederum vom dringend benötigten Schlaf abhält.

Doch keine Sorge, wenn Sie Ihr Baby gut beobachten, wird niemand es so gut verstehen wie Sie. Und bald wird Ihnen Ihre Intuition sagen, dass Ihr kleiner Schatz eine Mütze voll Schlaf braucht, selbst wenn es kein einziges Signal von der Liste sendet.

....

Catherine, Mutter von Rose, 3 Monate

Schlafen nach Bedarf

❯❯ *Eine Freundin von mir ist ein Fan von getakteten Schlafzeiten. Manchmal quengelt und weint ihr Baby eine Stunde oder länger, bevor sie es endlich schlafen legt. Meine Tochter ist genauso alt, aber ich achte auf ihre Müdigkeitsanzeichen. Wenn sie schon zwei Stunden wach ist und müde aussieht, mache ich sie bettfertig und sie schläft schnell ein, ohne zu weinen.*❮❮

....

Besserer Schlaf durch Beachtung der Signale

Bei den Testeltern stellte ich einen direkten Zusammenhang fest: Die Eltern, die die Signale Ihrer Babys gut erkennen konnten, hatten besser schlafende Kinder. Bei den anderen Eltern schliefen die Babys tagsüber nur kürzer am Stück, insgesamt weniger und waren abends quengeliger. Das scheint sich dann fortzusetzen, entweder als Engels- oder als Teufelskreis. Waren die Eltern besser auf Ihr Kind eingestellt, schlief dieses besser, weshalb auch sie wiederum besser schliefen. Da sie ausgeschlafen waren, konnten sie besser auf ihre Kinder eingehen. Sie waren gelassener und zufriedener, wodurch der ganze Elternalltag leichter wird. Alle sind zufriedener und man kann neue Herausforderungen oder Probleme viel zuversichtlicher angehen. Das Selbstwertgefühl von Mutter und Vater steigt, das Baby weiß, dass auf seine Bedürfnisse eingegangen wird.

Und wenn es nicht klappt?

Manche Kinder zeigen nur sehr subtil, dass sie müde sind. Und manche Eltern brauchen etwas länger, bis sie diese Zeichen lesen können.

Trifft das auf Ihr Baby oder sie zu, kann es etwas länger dauern und mehr Konzentration erfordern, aber auch bei Ihnen wird es klappen. Haben Sie ein Auge auf die Uhr, wie lange ist Ihr Kleines schon zufrieden wach? Achten Sie auf die typischen Müdigkeitszeichen. Ist die zufriedene Wachphase fast am Ende, achten Sie noch genauer auf Ihr Baby. Wenn es müde wirkt, helfen Sie in den Schlaf: durch Stillen, Wiegen oder Tragen. Schläft es schnell ein, hatten Sie Recht!

Kein Zeitplan für Neugeborene

Wenn Ihr Baby älter wird, können feste Zeiten für Tagschlaf und Nachtschlaf nützlich sein, aber ein Neugeborenes ist davon noch weit entfernt. Beispielsweise wird Ihnen bestimmt geraten, Stillen und Einschlafen nicht zu kombinieren, sondern dazwischen mit dem Kind zu spielen. Aber Stillen hilft Neugeborenen ganz natürlich in den Schlaf. Wenn Sie hier eingreifen, bekommt nicht nur Ihr Baby unnötigen Stress, sondern auch Sie. Jetzt ist nicht die Zeit für künstliche Zeitpläne. Ihr Baby zeigt Ihnen den Weg – Sie müssen ihm nur folgen!

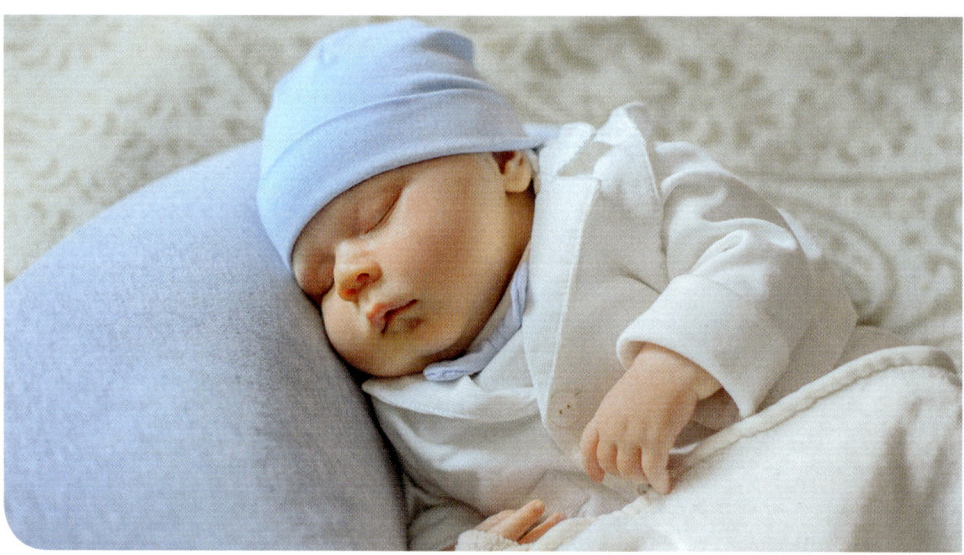

Frage der Testeltern

Ich beobachte meinen Sohn, 5 Wochen alt, sehr genau hinsichtlich der Müdigkeitssignale. Wenn mir etwas auffällt, bringe ich ihn ins Bett. Oft liegt er dort ewig wach, aber zufrieden, bevor er vielleicht doch endlich einschläft. Ich mache mir Vorwürfe, dass ich ihn wach alleine in seinem Bett lasse. Ich zweifle, ob das richtig ist.

Meine Antwort

Herzlichen Glückwunsch! Als Erstmama achten Sie darauf, was Ihr Kind »sagt« – und das ist das Wichtigste. Liegt er denn wirklich ewig alleine im Bett? Vielleicht kommt es Ihnen nur länger vor, weil sie auf sein Einschlafen warten. Sieben oder acht Minuten fühlen sich schnell wie eine Ewigkeit an. Schauen Sie doch einmal auf die Uhr, wie lange er wirklich wach ist.

Wenn Ihr Baby zufrieden, nicht weinend einfach etwas länger braucht, bis es einschläft, können Sie es auch zehn oder fünfzehn Minuten alleine lassen. Dauert es jedoch länger, würde ich es vielleicht nicht allein lassen, denn ruhige Babys haben oft noch ein Bedürfnis, das sie nicht ausdrücken können. Nicht alle Kinder weinen, wenn sie etwas brauchen.

Achten Sie darauf, dass es wirklich Zeit zum Schlafen ist (ist er seit ein oder zwei Stunden wach?) und dass er deutliche Müdigkeitszeichen sendet. Dunkeln Sie das Zimmer ab und stellen Sie weißes Rauschen an, damit er leichter in den Schlaf findet. Weitere Ideen finden Sie unter Kapitel 8 »Ausreichend Tagschlaf (Seite 114).«

Unklare Signale

In den ersten Monaten wird Ihr Baby oft quengeln, um Ihnen etwas mitzuteilen – aber Sie haben manchmal einfach keinen blassen Schimmer, was. Manche Signale senden Neugeborene für verschiedene Bedürfnisse aus: Müdigkeit, Hunger, Unbehagen oder Reizüberflutung.

Wenn Sie sich nicht sicher sind, können Sie auch einen Fragenkatalog abarbeiten. Anstatt blind drauflos zu probieren, halten Sie Ihr Baby im Arm oder tragen Sie es, während Sie abwägen, welches Bedürfnis wohl erfüllt werden soll:

- Wann hat Ihr Baby zuletzt getrunken? War das eine komplette Still-/Flaschen-mahlzeit? Könnte es noch mehr wollen?
- Wann hat es zuletzt geschlafen? Ist es schon länger als eine Stunde wach, könnte es wieder müde sein.
- Hatte es gerade viel aktive Spielzeit? Dann ist es vielleicht Zeit für eine Runde kuscheln.
- Wann haben Sie zuletzt die Windel gewechselt? Viele Neugeborene fühlen sich in nassen oder vollen Windeln nicht wohl.

Wenn Sie sich diese Fragen stellen, finden Sie oft heraus, warum Ihr Sohn oder Ihre Tochter so quengelig ist.

Und wenn Sie immer noch nicht wissen, was los ist?

Ab und zu funktionieren selbst die besten Beruhigungsstrategien nicht und auch durch Tragen, Wiegen, Pucken oder den Schnuller beruhigt sich das Baby nicht. Wenn Sie alles ausprobiert haben, und Ihr Kleines dennoch nicht einschläft, sondern weiter weint und jammert, verzweifeln

Sie nicht. Sobald Ihr Kind etwas älter und den unterbrochenen Schlafphasen der Neugeborenenzeit entwachsen ist und Sie erfahrener sind, wissen Sie schon, was Ihr Baby braucht, einfach indem Sie die Muster erkennen und von Ihren Erfahrungen profitieren.

Bis dahin versuchen Sie einfach eine der folgenden Ideen, damit es Ihrem unglück-lichen Neugeborenen besser geht. Beobachten Sie, wann es sich gut entspannen kann, denn das ist oft die Methode, die auch in den kommenden Wochen Aussicht auf Erfolg hat. Sie sollten einen Ansatz mindestens zehn Minuten aus-probieren, um zu sehen, ob sich Ihr Baby dadurch beruhigt:

- Als erste Maßnahme und auch als letzte Idee: Stillen. Diese Geheimwaffe kann man nicht zu oft einsetzen.
- Gehen Sie mit Ihrem Baby im Tuch oder in einer Tragehilfe eine Runde draußen spazieren.
- Gehen Sie in den Garten, setzen Sie sich auf den Balkon oder gehen Sie drau-ßen auf und ab. Auch wenn es kalt ist (schön warm anziehen!).
- Legen Sie sich mit dem Baby für ein paar Kuschelspiele auf den Boden.
- Stellen Sie Ihre Lieblingsmusik an, nehmen Sie das Baby in Tuch oder Trage

und tanzen Sie. Oder schaukeln Sie es hin und her und lassen Sie es sehen, wie albern Sie sein können.

- Steigen Sie Treppen (langsam und vorsichtig, halten Sie sich am Handlauf fest). Ein tolles Workout für Sie, beruhigende, rhythmische Bewegungen für Ihr Baby.
- Halten Sie Ihr Baby im Arm oder binden Sie es sich um und hüpfen Sie gemeinsam auf einem Gymnastikball, während Sie nebenbei noch summen oder leise mit Ihrem Kind sprechen.
- Bieten Sie Ihrem Baby etwas Neues an: Struktur, Geruch, Geräusch …
- Baden Sie gemeinsam. Es geht dabei nicht ums Sauberwerden, sondern um Entspannung im warmen Wasser und um sanfte Bewegungen.
- Ziehen Sie Ihr Baby in einem warmen Raum aus. Legen Sie sich ein Handtuch oder eine Wickelunterlage auf die Beine und massieren Sie Ihren kleinen Liebling, während Sie mit ihm sprechen oder etwas singen.
- Gehen Sie auf den Spielplatz, damit es andere Kinder beobachten kann. Babys sind fasziniert von älteren Kindern und vielleicht finden Sie beide ja neue Freunde.

Ein Neugeborenes kann man nicht verwöhnen!

Selbst wenn Sie auf jedes leise Wimmern reagieren, bei jedem Pieps aufspringen, es die ganze Zeit tragen und nach Bedarf stillen, sogar wenn das stündlich ist – Sie können ein Neugeborenes nicht verwöhnen. Wenn man Ihnen das einreden will, zeigt das nur, dass diese Person überholte Ammenmärchen weitererzählt. Gehen Sie in der Säuglingszeit auf die Bedürfnisse Ihres Babys ein, schaffen Sie damit das Fundament für eine glückliche Kindheit.

- Tragen Sie Ihr Baby im Tuch oder in einer Tragehilfe, während Sie den Haushalt erledigen. So holen Sie Ihr Baby mit ins Boot. Sie fühlen sich vielleicht nicht mehr so gestresst, wenn wenigstens die Spülmaschine eingeräumt ist, auch wenn es mit Baby vielleicht etwas aufwendiger ist.

Es geht um mehr als Trinken und Schlafen

Natürlich ist es wichtig zu erkennen, wann Ihr Baby hungrig, müde oder überreizt ist. Aber es geht um viel mehr, nämlich darum, eine Bindung zu diesem kleinen Wesen aufzubauen. Es geht um eine Beziehung für das ganze Leben.

Neugeborene treten in Beziehung zu den Menschen in ihrer Umgebung. Sie lernen, wem sie vertrauen können, auf wen sie in Hinblick auf Versorgung, Geborgenheit und Liebe bauen können. Sie lernen die Welt kennen und welchen Platz sie selbst dort einnehmen. Sie lernen, was es heißt, ein Mensch zu sein.

Setzen Sie in den ersten Monaten Ihren Schwerpunkt darauf, eine Bindung zu Ihrem Baby aufzubauen, dann werden Sie mit einfacheren Tagen und Nächten belohnt. Aber mit noch viel mehr: einer sicheren, tragfähigen Beziehung. Was Sie in der Säuglingszeit aufbauen, wird sich durch die Kindheit und auch die Erwachsenenzeit Ihrer Tochter oder Ihres Sohnes ziehen. Folgen Sie dem bindungsorientierten Pfad, damit Sie ein Leben lang von einer zauberhaften, tragenden Beziehung zu Ihrem Kind profitieren können.

....

Shari, Mutter von Matteo und Julian, 3 Jahre

Alles zu seiner Zeit

❯❯ *Diese erste innige Verbindung hat uns auch den Übergang in die weitere Kindheit erleichtert. Das Abstillen verlief langsam und von selbst. Das Sauberwerden kam zu seiner Zeit, völlig ohne Stress und Schwierigkeiten. Auch die Eingewöhnung im Kindergarten verläuft problemlos. Unsere Beziehung fußt auf Vertrauen und Zuversicht. Sie wissen, dass ich Ihnen helfe, wenn sie Hilfe brauchen, und dass ich immer für sie da bin. Dadurch haben Sie das Vertrauen und die Möglichkeit, zu entdecken, zu lernen und ihre eigene Persönlichkeit zu entwickeln.*❮❯

....

Müdigkeitssignale sind wichtig

Schauen Sie sich noch einmal die typischen Müdigkeitsanzeichen an und beobachten Sie Ihr Kind, um seine ganz eigene Sprache verstehen zu lernen. Wenn Sie den richtigen Moment abpassen und Ihr Kleines dann zum Schlafen hinlegen, wird es schnell wegdösen – und weiterschlafen. Ist es aber gar nicht müde, kann das Einschlafen dauern. Ist es schon über den toten Punkt, findet es wiederum nicht in den Schlaf. Aber wenn Sie DEN Moment erwischen, dann … zzzzz.

4. Die zufriedene Wachphase

Neben Schlafen, Trinken und Quengeln kennt Ihr Baby noch einen Zustand: die zufriedene Wachphase, in der es aufmerksam ist und die Welt entdeckt.

Vor Kurzem ist Ihr Baby frisch aus dem Bauch geschlüpft, aus einem ruhigen, dunklen, friedlichen Ort voller Schlaf. Auf dieser Welt ist Ihr Baby jedoch jede wache Minute umgeben von Geräuschen, Gerüchen, optischen und taktilen Reizen. Es muss ganz viel lernen und hat dazu auch den Willen und die Fähigkeiten – aber immer nur Stück für Stück. Muten wir Neugeborenen zu lange Wach- und Lernphasen zu, machen sie dicht. Sie quengeln, weinen oder wenden sich ab. Es ist im Interesse der Kinder, wenn wir ihre kurzen Wachphasen achten, weil sie dann am besten lernen und die große, weite Welt kennenlernen können.

Kurze Wachphasen, viele Schläfchen

Neugeborene brauchen den ganzen Tag regelmäßige Schlafpausen, um sich zu erholen, aufzutanken und eine kurze Auszeit von dieser emsigen Welt zu nehmen. Auch wer nachts schon gut schläft, braucht tagsüber immer wieder Schläfchen, um sich zu regenerieren und das Gelernte zu verarbeiten. Immer wenn Ihr Baby schläft, profitiert es dabei auf vielfältige Weise.

Gehirnentwicklung und Informationsverarbeitung

Fast alles, was Ihr Neugeborenes sieht, berührt, spürt und erkundet, ist neu für es. Das kleine Gehirn leistet Überstunden, um alles zu erfassen, zu begreifen und für die Zukunft zu klassifizieren. Doch das Gehirn ist schnell ausgelastet und braucht regelmäßige Pausen in Form von Schlaf, um all die neuen Informationen im Langzeitgedächtnis zu speichern und wieder Platz für neue Eindrücke zu schaffen. Studien zeigen, dass ausreichend Schlaf wichtig ist, damit sich die Gehirnkapazität und -leistung von kleinen Kindern optimal entwickeln können und abstraktes Denken möglich ist.

Das Gehirn Ihres Säuglings funktioniert wie ein kleiner Computer, der für jede Information, seien es Geräusche, Gerüche, Gefühle oder optische Reize, einen neuen Ordner anlegt. Irgendwann ist der Bildschirm dann voller Ordner und ein einziges Durcheinander. Verwirrung, Stress und Müdigkeit sind die Folgen. Oft passiert das nach ein bis zwei Stunden Wachzeit. Ihr Kind kann all die neuen Eindrücke während seiner Wachphase gar nicht sortieren, weil immer wieder Neues auf es einprasselt. Während des Schlafs ordnet das Gehirn dann all die Eindrücke den richtigen Schubladen zu. Nach einem Schläfchen ist die Bildschirmoberfläche wieder aufgeräumt und wartet darauf, neu gefüllt zu werden.

Verbesserte Lernfähigkeit

Ein müdes Baby kann nicht lernen, denn sein Hauptbedürfnis ist es, zu schlafen. Müde Kinder haben weniger Freude daran, ihre Umgebung zu erforschen. Sie sind zwar wach, aber die Müdigkeit hindert sie daran, neue Informationen aufzunehmen, also versuchen sie, sich abzuschotten. Dieses Desinteresse, das Quengeln und Nörgeln ärgert dann die Eltern. Sogar auf die Beziehung zueinander wirkt es sich aus, denn Baby und Eltern fühlen sich überfordert und jenseits ihrer Grenzen. Ist ein Säugling genau die richtige Zeitspanne wach und kann dann ausruhen oder schlafen, ist er in der Wachphase entspannter und aufmerksamer. Das Baby lernt mehr, genießt seine Umgebung, und die Eltern haben mehr Zeit, mit ihrem Kind zu interagieren und zu kuscheln.

Ruhe und weniger Stress

Ist Ihr Baby nicht zu lange am Stück wach und hat dann immer wieder genügend Zeit zu schlafen, ist es weniger quengelig und weint weniger. Beim Schlafen setzt der Körper Cortisol und andere Hormone frei, die gegen Stress und Anspannung wirken. Werden diese Hormone nicht alle paar Stunden freigesetzt, sammeln sie sich im Körper an, was zu innerer Anspannung führt, die sich in Unleidlichkeit und Weinen äußert. Bleibt ein Baby zu lange wach, endet das leichter in Tränen, als wenn es ausreichend Zeit zum Ausruhen und Erholen hat. Säuglinge mit starken Bedürfnissen können noch mehr aufdrehen, wenn sie zu lange wach sind. Ein hellwaches, aufmerksames Baby kämpft vielleicht nur gegen den Schlaf, den es bitter nötig hätte.

Aufmerksam und zufrieden die Welt entdecken

Wie Sie in der Tabelle gesehen haben, wird die zufriedene Wachphase mit zunehmendem Alter der Kinder länger. In den ersten Wochen können die meisten Neugeborenen nur ein bis zwei Stunden am Stück wach bleiben, manchmal sogar noch weniger. Mit drei Monaten sind es ein bis drei Stunden, doch erst mit sieben Monaten sind manche Kinder in der Lage, vier Stunden wach zu bleiben. Andere Kinder durchbrechen die vier-Stunden-Schallmauer sogar erst mit eineinhalb Jahren.

....

Megan, Mutter von Anna, 3 Jahre, und Felicity, 2 Monate

Mit jedem Kind lernt man dazu

>> *Dieses Baby ist insgesamt einfacher als meine jetzt Dreijährige. Sie meckert weniger, hat öfter eine aktive Wachphase und hat mehr Tagschläfchen. Vermutlich liegt das daran, dass ich bei meinem ersten Kind nicht auf die zufriedene Wachphase geachtet habe. Ich wusste nicht, dass sie so schlecht*

drauf war, weil sie zu lange wach gewesen war. Es hat mir sehr geholfen, bei Felicity darauf zu achten, wie lange sie am Stück wach ist. Ich habe auch immer wieder in die Tabelle geschaut. Felicity ist im Großen und Ganzen ein zufriedenes Kind. Wenn sie länger als eine Stunde wach ist, achte ich auf Müdigkeitssignale und helfe ihr dann in den Schlaf, bevor es zu spät ist. Das ist wohl der entscheidende Unterschied.◄

....

Werden Kinder länger wach gehalten als sie es verkraften, werden sie sehr müde und unleidlich. Je mehr Zeit vergeht, umso höher wird der Schlafdruck und umso quengeliger, jammernder und weniger belastbar wird das Baby und bricht immer öfter in Tränen aus. Die Konzentration schwindet und damit auch die Fähigkeit, neue Informationen aufzunehmen.

Diese Zeitangaben sind wie immer nur Richtwerte. Manche Kinder haben ihre ganz eigene zufriedene Wachphase. Bitte drängen Sie Ihr Kind deshalb nicht in irgendein Zeitraster, wenn seine Signale etwas anderes erkennen lassen. Lesen Sie noch einmal Kapitel 5 »Schlafgeräusche und Wachgeräusche (Seite 82)«, um die spezifischen Signale Ihres Kindes erkennen zu können und gönnen Sie ihm dann eine Pause und etwas Schlaf.

Die zufriedene Wachphase verändern

Vielleicht hat Ihr Baby normalerweise eine zufriedene Wachphase von zwei Stunden. Doch wenn sein Schläfchen durch Hundegebell, das Geschrei seines Geschwisters oder eine volle Windel gestört wird, kann die darauffolgende Wachphase kürzer ausfallen. Andersherum kann ein schönes, langes Schläfchen dafür sorgen, dass Ihr Baby danach länger zufrieden wach und aufmerksam ist. Und wiederum kann es sein, dass in Zeiten von Wachstums- und Entwicklungsschüben oder beginnender Krankheit Ihr Baby nur kürzer zufrieden wach ist und etwas mehr Schlaf braucht.

Der Vulkaneffekt

Nach dem Aufwachen, egal ob morgens oder im Laufe des Tages, schwächt sich mit der Zeit die Ausgeruhtheit ab. Das

Baby wacht erst völlig erholt auf und ist bereit für den Tag. Doch je länger es wach ist, umso mehr baut sich der Schlafdruck wieder auf. Erwischen wir das Kind dann zur rechten Zeit und lassen es schlafen, lädt ich sein Akku auf und es kann nach dem Schlafen wieder neu durchstarten.

Wissenschaftlich wird dieser Vorgang als »homöostatischer Schlafdruck« bezeichnet, ich nenne es den »Vulkaneffekt.« Wir alle haben das bereits bei einem Baby oder Kind erlebt. Es sieht aus, als würde ein Vulkan ausbrechen. Jeder hat schon mal ein quengelndes, weinendes Kind gesehen und gedacht oder gesagt: »Zeit zu schlafen!«

Im Laufe des Tages hat jedes Kind das Bedürfnis nach einer Pause, um sich zu erholen und aufzutanken. Gibt es keine Pause, wird alles schlimmer: aus Jammern und Beben wird ein handfester Vulkanausbruch. Ohne Schlafpäuschen baut sich der homöostatische Schlafdruck immer weiter auf, nimmt an Intensität zu – wie bei einem Vulkan – und das Baby ist übermüdet, neben der Spur, der Ausbruch lässt sich nicht mehr aufhalten. Dann haben wir ein knatschiges, quengelndes, übermüdetes Kind, das nicht einschläft,

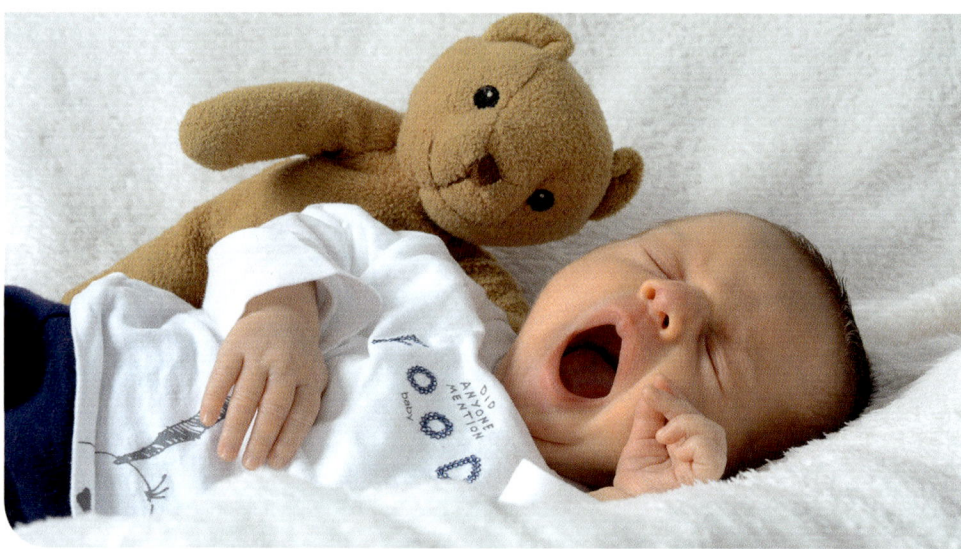

auch wenn es noch so müde ist. Das Problem wird immer größer, denn wenn der Vulkan erst einmal ausgebrochen und ein Baby außer sich ist, lässt es sich schlechter beruhigen und findet schlechter in den Schlaf. Übermüdeten Kindern fällt es schwerer, herunterzukommen und einzuschlafen. Und wenn die Müdigkeitssignale eines Babys immer wieder missachtet werden, nimmt die Übermüdung noch zu, weshalb der Vulkan beim nächsten Mal früher und schneller ausbricht.

Tagschlaf und Nachtschlaf

Regelmäßige, ausreichende Tagschläfchen können einen schlechten Nachtschlaf ausgleichen, aber andersherum funktioniert es aufgrund des Vulkaneffektes beziehungsweise des homöostatischen Schlafdrucks nicht. Ob Ihr Kind nachts nun gut oder nicht so gut schläft, der Tagschlaf ist immens wichtig, um den sich aufbauenden Schlafdruck zu minimieren.

Lassen Sie Ihr Kind nicht zu lange am Stück wach

Achten Sie darauf, dass Ihr Baby nicht zu lange am Stück wach ist. Neugeborene schaffen nur ein bis zwei Stunden, manchmal auch weniger. Nach einigen Wochen können manche Kinder schon bis zu drei Stunden wach bleiben, wenn sie nachts gut schlafen und auch tagsüber genügend Schläfchen machen. Mit drei Monaten sind die meisten Kinder oft zwei bis drei Stunden am Stück wach, doch einige schaffen nur mit Ach und Krach eine Stunde.

Ist Ihr Kind zu lange wach, haben Sie vermutlich seine Müdigkeitssignale nicht erkannt und es ist nun über dem Punkt. Ein übermüdetes Baby findet schwerer in den Schlaf, auch wenn es kaum die Augen offen halten kann. Das kann sich zu einem regelrechten Muster entwickeln, dass sowohl das Schlafverhalten als auch das Temperament des Kindes beeinflusst. Also schauen Sie am besten mit einem Auge auf Ihr Kind (und seine Müdigkeitssignale) und mit dem anderen auf die Uhr.

5. Schlafgeräusche und Wachgeräusche

Ständig geben Neugeborene Geräusche von sich. Doch sie sind dabei nicht immer wach, sondern schlafen nur geräuschvoll. Und dann kann man sie schlafen lassen.

Ich freue mich schon darauf, Ihnen die folgende Idee vorzustellen, denn sie kann wirklich das Leben verändern. Überraschenderweise wissen die meisten jungen Eltern es nicht. Es ist sozusagen ein ungehobener Schatz. Wenn Sie diese Information kennenlernen und in den ersten Monaten anwenden, wird Ihr Kind mit Sicherheit nachts länger am Stück schlafen. Wenn nicht, könnten Sie unfreiwillig häufiges nächtliches Aufwachen fördern und dann in der gesamten Säuglingszeit damit zu kämpfen haben. Diese wichtige Information lautet: Babys schlafen geräuschvoll!

Die allermeisten Neugeborenen sind beim Schlafen nicht leise. Babys grunzen, stöhnen, seufzen, wimmern oder weinen sogar im Schlaf. Diese Geräusche bedeuten nicht zwangsläufig, dass sie wach sind und verlangen von Ihnen kein Eingreifen. Ich nenne sie »Schlafgeräusche«, denn bei diesen Geräuschen ist das Baby im Halbschlaf oder schläft sogar tief und fest. Es sind keine Laute, die signalisieren: »Ich brauche dich!«, sondern es sind harmlose Geräusche, während das Baby schläft.

Viele frischgebackene Eltern werden nachts vor Ihren Neugeborenen wach und reagieren bei jedem Piep. Die Intention dahinter ist zwar löblich, doch oft schlafen die Kinder eigentlich und werden erst durch ihre Eltern aus dem Schlaf gerissen. Diese wollen gute Eltern sein und auf

jedes Bedürfnis ihres Kindes eingehen, doch damit stören sie es beim Schlafen (und auch sich selbst!) – und eventuell führt es sogar dazu, dass ihr Kind generell öfter wach wird.

Babys sind aktive Schläfer

Die meisten Neugeborenen sind keine ruhigen, leisen Schläfer. Sie bewegen sich im Schlaf, winden sich, zucken, strecken sich und rudern manchmal unvermittelt mit Armen oder Beinen. Das kann nachts sogar häufiger vorkommen. Es handelt sich dabei um Bewegungen im Schlaf, während Ihr Baby im Halbschlaf ist oder tief und fest schläft.

Säuglinge können im Schlaf fast genauso aktiv sein wie im Wachzustand. Denken Sie daran, dass Ihr Baby im Bauch bis zu zwanzig Stunden täglich geschlafen hat – und doch haben Sie während der Schwangerschaft den ganzen Tag über etliche Tritte und Knuffe gespürt. Viele davon waren Bewegungen im Schlaf.

Während des Schlafens zucken Babys Finger und Zehen, seine Arme und Beine strecken und bewegen sich, auch die Gesichtsmuskeln bewegen sich. Manchmal nuckelt es oder macht Kaubewegungen. Und ab und zu öffnet es sogar kurz die Augen. Es ändert seine gesamte Position, dreht und windet sich, zappelt. Das ist alles normal und passiert beim Schlafen. Sie müssen also gar nichts tun. Im Gegenteil: Wenn Sie bei diesen Bewegungen im Schlaf eingreifen, wecken Sie womöglich Ihr Kind, obwohl es gern weitergeschlafen hätte. Dann haben Sie ein müdes, schlecht gelauntes Baby.

Aufwachsignale

Es braucht Zeit und Übung, bis man genau erkennt, ob das Baby nun wach ist und seine Eltern braucht oder ob es nur aktiv schläft. Aber auch Sie werden die

Geräusche und Bewegungen Ihres Kindes deuten können, indem Sie aufmerksam hinhören und es beobachten, wobei Sie Nacht für Nacht geduldig reagieren und dabei immer besser werden.

Sie lernen, zwischen den Schlafgeräuschen und -bewegungen und den Aufwachsignalen und Hungerzeichen zu unterscheiden. Was im Endeffekt besseren Schlaf für Ihr Baby bedeutet – und für Sie.

Schläft es? Ist es wach? Abwarten!

Macht Ihr Baby Geräusche, und Sie sind sich unsicher, ob es wach ist oder nicht und Sie sind bereits auf dem Sprung, warten Sie erst einmal ab! Das fällt manchmal gar nicht so leicht, da das Bauchgefühl sagt, man solle das Baby hochnehmen – und Ihr Bauchgefühl sollten Sie natürlich nicht außer Acht lassen – doch mitunter reicht es, wenn Sie Ihr Baby nur beobachten und hinhören.

Reagieren Sie immer sofort und sind Sie und Ihr Kind praktisch jede Stunde wach? Versuchen Sie es doch einmal so: Wenn Ihr Kind sich zu regen beginnt, gehen Sie erst einmal auf die Toilette und waschen sich leise die Hände. Kommen Sie dann ins Schlafzimmer zurück, ist Ihr Kind entweder bereit für Sie … oder es ist wieder eingeschlafen. Diese kurze Zeit mag gereicht haben, dass Ihr kleiner Liebling alleine zurück in den Schlaf gefunden hat.

Diese Vorgehensweise empfehle ich ab Geburt, denn wenn Sie von Anfang an zu schnell reagieren, schleicht sich schnell ein Muster ein, von dem man später schwer wieder loskommt, da Sie Ihrem Kind beibringen, beim Wechsel von einem Schlafzyklus in den nächsten wach zu werden und auf Ihre Hilfe beim Wiedereinschlafen zu vertrauen.

Die Geräusche verstehen

Bei den Testeltern, die sagten, dass ihre Kinder »regelmäßig« nachts Geräusche machten und dann von selbst weiterschliefen, schliefen die Babys insgesamt nachts aber auch tagsüber länger am Stück als diejenigen, die »kaum« Geräusche machten. Hmmm. Da Neugeborene generell nicht leise schlafen, kann man schlussfolgern, dass manche Eltern den Schlafzyklus des Kindes unterbrechen, weil sie die Geräusche nicht deuten können.

Macht Ihr Baby nur »manchmal« Geräusche und schläft dann von selbst weiter, sollten Sie vielleicht ein wenig länger abwarten, ob Ihr Liebling nicht gerade einfach nur von einem Schlafzyklus in den nächsten wechselt und gar nicht richtig wach wird und dementsprechend auch Ihre Hilfe nicht braucht. (Aber wenn das Kind Hunger hat, hat es nun mal Hunger, egal wie lange die letzte Mahlzeit her ist.)

Stillen im Familienbett

Ich selbst hatte das Konzept der Schlafgeräusche noch nicht verstanden, als ich solche Schwierigkeiten mit meinem schlechten Schläfer, meinem vierten Kind Coleton, hatte, der mich auf die Idee brachte, dieses Buch zu schreiben. Wir schliefen nebeneinander. Und wie es nun mal bei den meisten stillenden Müttern im Familienbett so ist, glichen sich unsere

Frage der Testeltern

Mein sechs Wochen alter Sohn ist gesund, trinkt gut und nimmt toll zu. Letzte Nacht wachte er auf, machte laute Geräusche, bewegte sich und öffnete die Augen. Er schrie nicht, aber er war zehn Minuten wach, bevor er wieder einschlief. Ich hatte ein schlechtes Gewissen. Hätte ich ihn stillen sollen?

Meine Antwort

Es klingt, als wäre Ihr Sohn von einem Schlafzyklus in den nächsten geglitten. Gratulation an Sie, dass Sie es ihm ermöglicht haben. Glauben Sie mir: Wenn Ihr gesundes, reif geborenes, nach Bedarf gestilltes Neugeborenes trinken will, dann teilt es Ihnen das auch mit! Bei Hunger schläft es nicht einfach friedlich weiter.

Für viele frischgebackene Eltern ist das eine schwierige Situation. Sie führen selbst eine Routine ein, bei der das Baby beim Wechsel von einem Schlafzyklus in den nächsten wach wird, hochgenommen und gefüttert wird. Bleiben Sie lieber bei dem, was Sie tun! Da Sie ein gesundes, gut zunehmendes Kind haben und Sie tags und nachts auf seine Hungerzeichen reagieren, tun Sie genau das Richtige. Machen Sie weiter so!

Schlafzyklen an. Sodass auch ich zwischen den Schlafzyklen kurz wach wurde. Ein Zeichen dafür, dass Mutter und Kind bezüglich des Schlafes perfekt aufeinander eingestellt sind, was die Nächte insofern erleichtert, dass man durch das Baby nicht aus dem Tiefschlaf gerissen wird. Es ist viel einfacher, das Kleine in der eigenen Leichtschlafphase anzulegen und dann gemeinsam weiterzuschlafen.

Nachts kann es vorkommen, dass Ihr Baby in der Leichtschlafphase, in der Sie sich in diesem Moment auch befinden, lediglich laut atmet oder sich ein wenig bewegt und Sie es direkt an die Brust nehmen. Sie beide dösen direkt weiter. Mit einem Neugeborenen ist das eine schöne, friedliche Erfahrung und kann einer Mutter helfen, den Schlafentzug in Grenzen zu halten.

Aber hinter dieser schönen Sache lauert ein potentielles Problem: Etwa alle ein bis zwei Stunden wechselt Ihr Baby von einen Schlafzyklus in einen anderen, doch es muss nicht zwangsläufig jedes Mal gestillt werden. Ihr Baby wird irgendwann aber erwarten, bei jedem kurzen Aufwachen gestillt zu werden. In den ersten Monaten finden Sie das vielleicht noch machbar, doch die wenigsten Mütter kommen mit acht oder zehn Monaten noch damit zurecht. Das weiß ich so genau, weil es mir so ging. Sobald mein Sohn nur laut schniefte, zog ich ihn an die Brust und stillte ihn in den Schlaf. Später fand ich erst heraus, dass er oft gar nicht wach war, sondern ich ihn zum Stillen geweckt hatte. Und manchmal trinken Kinder auch, während sie schlafen.

Wahrscheinlich stimmen Sie mir zu, dass ein Baby im Familienbett gemütlich neben der Mama schlafen soll, ohne nachts stündlich an die Milchbar zu gehen. Für eine stillende Mutter im Familienbett ist die beste Methode, länger am Stück zu schlafen, so zu tun, als würde sie schlafen, während sie auf die Geräusche ihres Babys achtet. Und einfach mal abzuwarten und nichts zu tun. (Ist das nicht eine schöne Aufgabe?) Vielleicht schläft das Kind ohne Hilfe weiter. Sie können sicher sein, dass sich ein Neugeborenes, das Hunger hat, bemerkbar macht.

Wenn das Baby doch wach ist

Wenn Ihr Baby doch wach ist und Hunger hat, werden Sie es – selbstredend immer! – so schnell wie möglich stillen

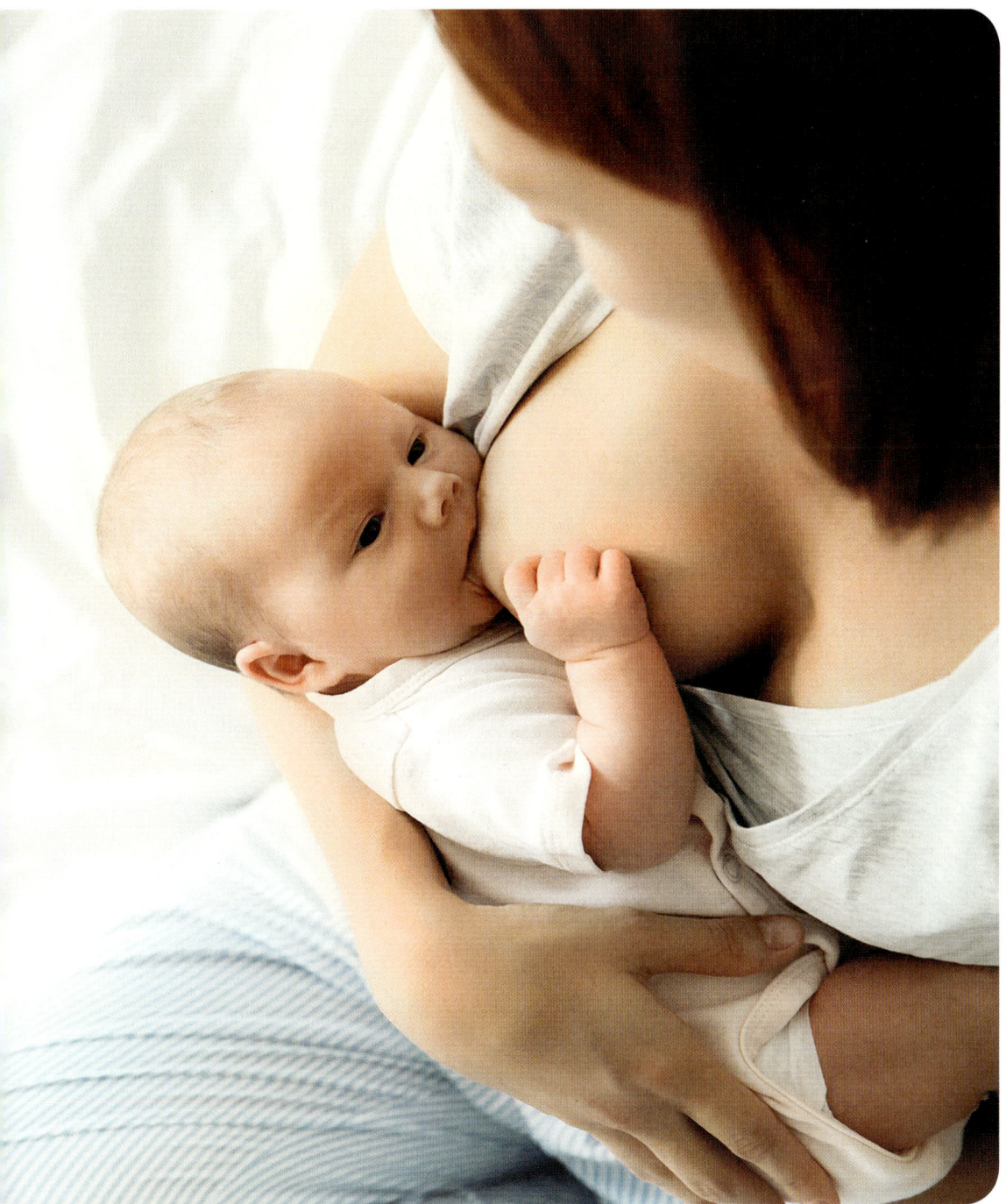

oder füttern. Reagieren Sie schnell genug, schläft es oft direkt weiter. Muss es länger weinen, wird es dadurch richtig wach und braucht länger, bis es in den Schlaf zurückfindet. Und Sie sind dann natürlich auch richtig wach. Denken Sie daran, dass es für Neugeborene normal ist, nachts trinken zu wollen.

Ist die letzte Mahlzeit jedoch erst eine oder zwei Stunden her und seufzt sich Ihr Kind nur von einem Schlafzyklus in den nächsten, mischen Sie sich nicht ein. Solche Schlafgeräusche können bis zu fünf Minuten oder länger dauern, haben Sie Geduld! Wenn Sie Ihr Baby beobachten, sehen Sie, dass es nur geräuschvoll

Frage der Testeltern

Mein Sohn, acht Wochen alt, wacht manchmal während seines Tagschläfchens oder auch mitten in der Nacht halb auf, macht verschiedene Geräusche und bewegt sich. Ich weiß nie, wann er nur von einem Schlafzyklus in den nächsten wechselt und wann er Hunger hat. Worauf sollte ich achten?

Meine Antwort
Das ist bei jedem Baby anders. Denken Sie daran, dass es völlig normal ist, wenn Kinder grunzen, stöhnen, quieken, sich bewegen und manchmal sogar die Augen öffnen und dann dennoch selbst in den Schlaf zurückfinden. Worauf Sie achten sollten, hängt von Alter, Gewicht und Gesundheitszustand Ihres Kindes ab und wann es das letzte

Mal getrunken hat. Überlegen Sie auch, wie viel Ihr Kleiner beim letzten Mal getrunken hat. Wenn es nur wenig war, ist er früher wieder hungrig. Bedenken Sie auch, wie Stillen funktioniert und wie es bei Ihnen funktioniert. Manche Kinder mühen sich redlich ab und schlafen erschöpft während der Stillmahlzeit ein. Andere wiederum stillen wie die Profis und schaffen nachts auch eine Pause von sechs, sieben oder sogar acht Stunden.
Schauen Sie auch auf die Uhr. Wenn die letzte Mahlzeit noch nicht lange her war, können Sie ruhig ein wenig warten. Beobachten Sie Ihr Kind. Achten Sie auf seine Geräusche. Macht es sich Ihr Baby nur gemütlich, lassen Sie es. Wenn es trinken will, wird es sich schon melden.

schläft. Lesen Sie auch noch einmal Kapitel 7 »Die innere Uhr« (Seite 102) nach. Hungergeräusche klingen ganz anders als Schlafgeräusche. Den Unterschied werden Sie schnell erkennen.

Nadia, Mutter von Shreya, 2 Jahre, und Aryan, 3 Monate

Selbstgemachte Schlafprobleme

>> *Mein Aha-Erlebnis war die Erkenntnis, dass ich manchmal abwarten sollte, was mein Sohn macht, bevor ich reagiere – und sehr oft schläft er von selbst wieder ein. Für uns war das eine wichtige Erfahrung, denn im Nachhinein weiß ich, dass ich meine Tochter daran gewöhnt habe, häufig aufzuwachen, weil ich sie bei jedem kleinen Geräusch hochgenommen habe. Und sie wachte bis nach ihrem ersten Geburtstag nachts sehr häufig auf. Mit seinen drei Monaten schläft der Kleine nun schon bedeutend besser als sie.*◂

6. Beruhigende Geräusche

Durch gewisse Geräusche und Töne, wie das weiße Rauschen, besonders in sanften Varianten mit einem Hauch Rosa, lassen sich Neugeborene gut beruhigen.

Manche Menschen schleichen auf Zehenspitzen um ein schlafendes Kind, aus Sorge, es könne beim leisesten Geräusch wach werden. Dem ist nicht so. Mit Sicherheit gibt es zahlreiche Geräusche, die ein schlafendes Kind aufwecken, aber es gibt auch einige, die ihm in den Schlaf helfen können.

Im Mutterleib war es nie still, ganz im Gegenteil. Ununterbrochen gab es verschiedene Geräusche: von den gedämpften Geräuschen von außerhalb des Mutterleibes bis hin zu den Geräuschen in Ihrem Körper. Wenn Sie einen Hund oder bereits Kinder haben, in einer lauten Umgebung arbeiten oder regelmäßig Musik hören oder fernsehen, kennt Ihr Baby all

diese Geräusche bereits aus dem Bauch. Und außerdem das niemals endende Bum-Bum Ihres Herzens, das Rauschen Ihres Blutes durch die Venen und das Rumpeln im Verdauungstrakt. Deshalb kann sogenanntes weißes Rauschen Babys beim Entspannen und Einschlafen helfen. Und auch dabei, länger zu schlafen. Besser als es ein leiser Raum vermag. Denn Ihr Kind fühlt sich so an die Zeit in Ihrem Bauch erinnert.

Weißes Rauschen sind Töne in verschiedenen Frequenzen, die jedoch gleich intensiv klingen, sodass andere Geräusche in den Hintergrund treten und nur ein verschwommenes Brummen als Hintergrundgeräusch bleibt. Beispiele

Wachen Babys durch Geräusche auf?

Sie denken vielleicht, dass das alles zwar logisch klingt, aber Babys eben doch durch Geräusche wach werden. Eine Gabel, die über den Teller kratzt, oder die Türklingel reißen Ihr schlafendes Kind aus den Träumen. Deshalb hört man so oft: »Pst! Leise! Das Baby schläft.« Was denn nun? Geräusche oder besser keine Geräusche?

hierfür sind Föhn, Ventilator, Wellen, ein Flugzeugmotor, die Unterhaltung einer Menschenmenge.

Die meisten Menschen finden weißes Rauschen beruhigend. Auch Erwachsenen kann es beim Schlafen helfen. Viele Menschen dösen schnell beim Geräusch eines Ventilators oder sich am Ufer brechender Wellen ein. Denn weißes Rausches überdeckt andere störende Geräusche, hat einen fast hypnotischen Rhythmus und hilft dabei, sowohl störenden Lärm als auch Gedanken auszublenden.

Wie erwähnt, war es im Mutterleib nie still, 24 Stunden am Tag hörte Ihr Baby Ihren Herzschlag, Ihr Blut rauschen. Diese Geräusche waren immer da, und sie waren nicht gerade leise. Was man aber nicht vergessen sollte: Das Baby schwamm im Fruchtwasser und hatte auch Wasser in den Ohren, sodass jedes Geräusch nur gedämpft zu hören war. Kennen Sie das Spiel »Stille Post unter Wasser«? Man taucht unter und einer sagt etwas, was der andere erraten muss. Das ist gar nicht so leicht, denn unter Wasser sind alle Geräusche gedämpft. Und genau so war es auch für Ihr Baby im Mutterleib. Die vertrauten Alltagsgeräusche, wie leise Unterhaltungen, wirken beruhigend, ein plötzlicher, lauter Ton reißt Ihr Baby jedoch aus dem Schlaf.

Unter weißem Rauschen sind solche abrupten Geräusche nicht mehr so präsent und stören Säuglinge weniger.

Wie weißes Rauschen wirkt

Die richtigen Hintergrundgeräusche helfen den meisten Kindern beim Einschlafen. Ob Sie nun ein gut oder eher schlecht schlafendes Kind haben, ist egal, denn weißes Rauschen hilft auf vierfache Weise:

Leise, gleichbleibende Geräusche beruhigen

Seit Urbeginn beruhigen Menschen ihre Kinder durch »Schhh« oder ähnliche Geräusche. Dieser instinktive Ton ahmt den Herzschlag der Mutter nach – und funktioniert! Hört ein Baby solche Geräusche, kann es sich darauf konzentrieren, zu sich zurückfinden und entspannen oder einschlafen.

Weißes Rauschen überdeckt andere Geräusche

Ein konstantes Hintergrundgeräusch überdeckt plötzliche laute Geräusche. Normalerweise weckt nicht ein Geräusch Ihr Kind auf, sondern die jähe Geräuschveränderung. Nicht zu leises weißes Rauschen übertönt solche Geräusche. Sie wollen doch nicht immer um Ihr schlafendes Kind herumschleichen. Die Geräusche im Haushalt, Gespräche, Schritte wirken auf Babys beruhigend, denn sie wollen hören, dass sie nicht alleine sind. Laute Geräusche wie klapperndes Geschirr, die Türklingel, das Telefon, ein bellender Hund oder schreiende Kinder können den Schlaf Ihres Babys jedoch stören. Weißes Rauschen überdeckt solche Geräusche.

Weißes Rauschen hilft zwischen den Schlafzyklen

Tagsüber ist es bei Ihnen zu Hause sicherlich lauter als nachts, sowohl im Haus als auch außerhalb. Es gibt zahlreiche Geräusche, die Ihr Baby aufwecken könnten. Aber auch nachts sind laute Geräusche möglich: hupende Autos, bellende Hunde oder der Fernseher. Weißes Rauschen kann zahlreiche störende Geräusche überdecken, tagsüber und auch nachts. Wacht Ihr Baby zwischen zwei Schlafzyklen kurz auf, können solche lauten Geräusche dazu führen, dass es vollkommen wach wird. Weißes Rauschen kann helfen, dass es von einem Schlafzyklus in den nächsten findet (wenn es nicht wegen Hunger aufgewacht ist) und Ihr Kind so länger am Stück schläft.

Ein festes Geräusch als Schlafassoziation

Hört Ihr Baby ein bestimmtes, immer gleiches Geräusch, weiß es, dass Schlafenszeit ist. Wenn Sie dieses Geräusch einschalten, sobald Sie die ersten Müdigkeitsanzeichen Ihres Babys wahrnehmen, verbindet es dieses mit dem Schlafen. Noch etwas warme Milch und Kuscheln dazu und schon döst Ihr Kleines weg.

Ihr Baby gewöhnt sich daran, bei diesem Geräusch einzuschlafen, sodass es bald ein einfaches Hilfsmittel ist, egal ob zu Hause oder woanders. Ein kleines Gerät, das weißes Rauschen abspielt, lässt sich leicht überallhin mitnehmen. Außerdem gibt es auch Apps, die Sie auf Ihr Smartphone laden können. Das ist zwar nicht die Ideallösung, da es auf dem Handy oft blechern klingt, aber es ist besser als nichts. Vergleichen Sie verschiedene Apps und entscheiden Sie sich für eine, die einen gleichmäßigen, beruhigenden Ton abspielt. Weißes Rauschen kann auf den Schlaf von Babys, Kindern und auch Erwachsenen wie Zauberei wirken. Es kann das gesamte Nickerchen über und auch die ganze Nacht laufen. Diese friedlichen Geräusche sind nur ein weiteres Puzzlestück auf dem Weg zu besserem Schlaf für Ihr Baby. Damit es ruhig, ohne Stress und Weinen schlafen kann.

Verschiedene Arten weißen Rauschens

Geräusche, die einem Baby beim Einschlafen und Weiterschlafen helfen sollen, sind gleichmäßig und wiederholen sich, ohne große Veränderung in Lautstärke und Tonhöhe und ohne plötzliche, schrille Geräusche. Für Neugeborene eignen sich Geräusche aus dem Mutterleib, erhältlich auf verschiedenen CDs oder integriert in Spielsachen. Ihnen kommt das vielleicht langweilig vor, aber Ihrem Baby sind sie vertraut und helfen ihm oft gut beim Schlafen. Der Nachteil ist, dass Sie sich das auch anhören müssen und viele Erwachsene es nicht gern hören. Zum Glück gibt es aber auch noch andere Varianten des weißen Rauschens, die gut funktionieren und die auch Erwachsene sich tagsüber und nachts gern anhören, zum Beispiel das Geräusch von Wellen, die an den Strand spülen.

Das passende Geräusch finden

Weißes Rauschen wird als Einschlafhilfe immer beliebter und so wird auch
die Auswahl größer. Es gibt Geräte,
Kuscheltiere, CDs, MP3s, digitale Musik
und Apps. Für Neugeborene eignen sich
meiner Meinung nach die Abspielgeräte
und CDs am besten, die verschiedene
Varianten weißen Rauschens beinhalten,
zum Beispiel Regen, ein plätschernder
Bach, Geräusche im Wald, Wellen. Wählen Sie ein Gerät, das die ganze Nacht
durchlaufen kann. Manche schalten sich
nach einiger Zeit automatisch aus und
zwar meist dann, wenn das Baby gerade
dabei ist, einzuschlafen – und durch ein

Klacken oder die plötzliche Stille natürlich direkt wieder wach wird. Suchen Sie
ein Geräusch, das Ihr Baby beruhigt und
das Sie sich gern anhören. Hat Ihr Kind es
erst einmal als Einschlafhilfe akzeptiert,
kann es ein treuer Begleiter über viele
Jahre werden.

Musik als weißes Rauschen

Einige wenige Babys hören lieber richtige
Musik als die Geräusche aus dem Mutterleib oder weißes Rauschen. Wählen
Sie diese Musik mit Bedacht. Sie sollte
entspannend sein, zum Beispiel klassi-
sche Musik oder langsamer Jazz, ohne

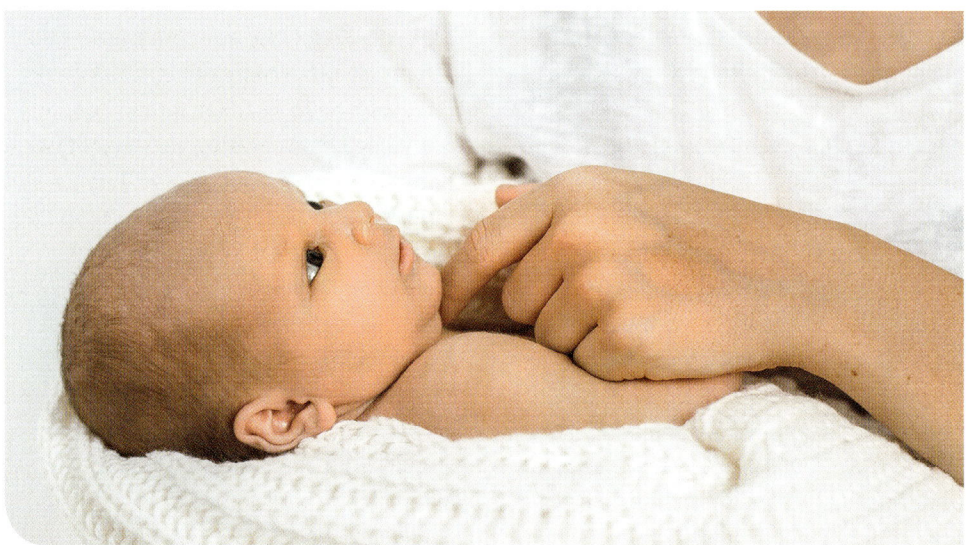

schrille Geräusche, Misstöne und abrupte Tempowechsel. Es gibt zahlreiche Aufnahmen, die für Entspannung sorgen sollen, besonders im Bereich Yoga, Meditation und Schlaf. Sehen Sie sich doch mal beim Buchhändler Ihres Vertrauens um.

Lautstärke und Art der Geräusche, die für ein Baby störend sind, sind von Kind zu Kind verschieden. Manche Kinder werden selbst beim Feueralarm nicht wach, andere wachen beim leisesten Geräusch auf. Probieren Sie verschiedene Dinge aus.

Weißes Rauschen mit einem Hauch Rosa

Untersuchungen zeigen, dass der beruhigende Effekt des weißen Rauschens beim Einschlafen sogar noch etwas stärker ist, wenn »rosa Rauschen« verwendet wird.

Rosa Rauschen ist ein Ableger des weißen Rauschens, wobei dieses gefiltert ist und mit steigender Frequenz die Intensität abnimmt. Es klingt voller, tiefer und schwerer als weißes Rauschen. Da es gedämpfter klingt, scheint es beim Einschlafen und Schlafen noch besser zu funktionieren als weißes Rauschen. Ein

Herzschlag ist zum Beispiel ein gutes Beispiel für rosa Rauschen.

Die meisten Abspielgeräte, CDs und Apps für weißes Rauschen beinhalten auch Beispiele für rosa Rauschen, obwohl sie oft nicht als solche gekennzeichnet sind, denn »weißes Rauschen« ist einfach mittlerweile vielen ein Begriff. Für rosa Rauschen braucht es Geräusche, die sich wiederholen, tief und auf einer niedrigen Frequenz liegen und langsamer sind, zum Beispiel das Geräusch, wenn viele Menschen sich ruhig unterhalten, ein Ventilator, Luftbefeuchter, Meeresrauschen, Regentropfen, ein Wasserfall, Regen auf dem Asphalt, Motorengeräusche oder Blätterrascheln. Im Gegensatz dazu stehen Geräusche außerhalb des rosa Spektrums: Staubsauger, das Rauschen zwischen zwei Radiosendern, ein Föhn – alle mit einer höheren Tonhöhe und Intensität, leicht grell und blechern. Die Unterschiede sind zwar gering, aber sie sind auch der Grund, warum rosa Rauschen angenehmer klingt und besser in den Schlaf hilft.

Weißes Rauschen überdeckt schrille Hintergrundgeräusche gut, rosa Rauschen schenkt zusätzlich etwas Entspannung und Geborgenheit. Vielleicht verhilft es auch Ihnen zu besserem Schlaf. Bei einer Studie an der Universität von Peking, China, gaben 75% aller Erwachsenen an, besser, tiefer und länger zu schlafen, wenn sie rosa Rauschen anstatt nichts hörten. Eine deutsche Untersuchung zeigte, dass rosa Rauschen die Gehirnwellen während der längeren Tiefschlafphase aktiviert – ein Indiz dafür, dass die Merkfähigkeit erhöht ist. Also ein weiterer Grund für weißes Rauschen – vielleicht mit etwas Rosa.

· ·

Brandi, Mutter von Cecelia, 4 Monate

Weißes Rauschen ist ein Wunder!

›› *Wir haben uns ein Abspielgerät gekauft, das die ganze Nacht Meeresrauschen spielt. Im Unterschied dazu stellte sich das erste Gerät nach gerade einmal 45 Minuten aus, sodass auch unsere Tochter nur so lange schlief und dann wach wurde. Das neue Gerät hilft unserer Kleinen dabei, die ganze Nacht zu schlafen. Und es hilft sogar unserer älteren Tochter! Ich liebe es auch, denn es erinnert mich an unseren Urlaub auf Hawaii. Und so schlafe auch ich glücklich. Wer hätte das gedacht?*‹‹

· ·

Nachteile des weißen Rauschens

Ich kenne keine Gefahren oder Nebenwirkungen, solange weißes Rauschen angemessen eingesetzt wird (angemessene Lautstärke, das Rauschen ausstellen, sobald das Baby wach ist). Es könnte höchstens sein, dass sich Ihr Kind an das Geräusch gewöhnt und es mit Schlafen assoziiert. Damit sollten Sie umgehen können, indem Sie sich für ein Geräusch entscheiden, das Sie auch im Urlaub oder bei einer Übernachtung bei den Großeltern vorspielen können. Wenn Ihr Kind fremdbetreut wird und dort auch tagsüber schläft, sollte die Betreuungsperson ebenfalls das weiße Rauschen anbieten. Vergessen Sie nicht, dass es im Mutterleib sehr, sehr geräuschvoll zuging – Herzschlag, das Rauschen von Mamas Blut, Verdauungsgeräusche und die gedämpften Geräusche von außerhalb. Meine Tochter hat zwei große Hunde, die laut und tief bellen – und dennoch ist mein Enkel nach der Geburt nie zusammengezuckt, wenn sie gebellt haben! Er war an diese Geräusche gewöhnt, sie waren ihm vertraut. Auch Ihr Kind kennt all die Geräusche, die Sie alltäglich umgeben. Für ein Neugeborenes ist ein stilles Zimmer beunruhigender.

Weißes und rosa Rauschen sicher nutzen

Fast alle Neugeborenen profitieren von weißem oder rosa Rauschen. Aber es reicht nicht, sich online irgendein Geräusch auszusuchen und es wahllos abzu-spielen. Hier kommen nun einige Fragen der Testeltern und meine Antworten, die auch Ihnen hoffentlich weiterhelfen.

Welche Lautstärke? Für weißes Rauschen gibt es eine bestimmte Lautstärke, von der Ihr Kind profitiert, ohne dass das sich

Frage der Testeltern

In einer Studie habe ich neulich gelesen, dass weißes Rauschen schlecht für das Gehör von Neugeborenen sein kann. Bei unserem ersten Kind haben wir es genutzt und es hat uns sehr geholfen. Aber ist es auch sicher, sodass wir es bei Kind Nummer 2 benutzen können?

Meine Antwort

Diese Studie hat Wellen geschlagen. Wie Sie vielleicht gelesen haben, wurden 14 Geräte bei voller Lautstärke getestet – was bei den meisten unangenehm laut ist. Ich rate den Eltern immer, den Kopf dort hinzulegen, wo auch Babys Köpfchen beim Schlafen liegen wird, und dann die Laustärke zu überprüfen. Volle Laustärke ist mitunter unerträglich laut, sodass Sie solche

Geräte sicher niemals voll aufdrehen würden. Solange die Hersteller solcher Geräte und Apps keine Laustärkebegrenzung einbauen, nutzen Sie Ihren gesunden Menschenverstand. Hören Sie ein dezentes, entspannendes Hintergrundrauschen oder klingt es eher, als würde ein Flugzeug durch den Raum fliegen?
Achten Sie auch auf neue Forschungsergebnisse. Als Grenzwert werden 45 bis 50 Dezibel angesehen, was in etwa der Laustärke eines Gespräches entspricht.
Außerdem ist es ratsam, das Gerät nicht direkt in die Nähe des Babys zu stellen, also lieber nicht ans Bett, sondern weiter weg, zum Beispiel auf einen Schrank oder Tisch am anderen Ende des Raumes.

entwickelnde Gehör beeinträchtigt wird. Am besten testen Sie es selbst aus, indem Sie Ihren Kopf dort hinlegen, wo auch Ihr Baby schlafen wird – stellen Sie dann das Rauschen an und hören Sie genau hin. Ist es zu leise, sodass man es kaum wahrnimmt, aber alle Nebengeräusche zu hören sind? Oder ist es zu laut und unangenehm? Wählen Sie ein angenehmes Hintergrundrauschen aus, etwa in der Laustärke eines Ventilators, von Regen oder der Dusche. Es muss nicht so laut sein, dass man keine anderen Geräusche aus dem Haus hört, sondern nur laut genug, um diese Geräusche zu kaschieren und als konstantes, gleichbleibendes, beruhigendes Rauschen wahrnehmbar zu sein.

Welches Geräusch? Oder verschiedene Geräusche? Wählen Sie ein Geräusch, das den Anforderungen eines rosa Rauschens entspricht. Ein Geräusch, das auf Ihr Baby beruhigend wirkt und das auch Sie gern hören. Denn wenn Sie selbst das Geräusch nicht ausstehen können, wird es sehr schwer für Sie – wahrscheinlich werden Sie es nämlich ein Jahr oder noch länger täglich stundenlang hören.

Bleiben Sie bei einem Geräusch, damit es Ihr Kind als Einschlafgeräusch wiederer-

kennt. Wenn Sie das perfekte Geräusch finden und ausschließlich dieses abspielen, wird es als eine Art Familienmelodie im Hintergrund laufen und Sie werden es irgendwann gar nicht mehr bewusst hören. Wechseln Sie jedoch zwischen verschiedenen Geräuschen, muss Ihr Baby es jedes Mal erst als Einschlafgeräusch erkennen, bevor es sich dem ruhigen, fast schon hypnotischen Rhythmus hingeben kann.

Wie so oft bei allen Tipps rund um den Babyschlaf (und zum Leben mit Kindern allgemein) vergessen Sie bitte nicht, dass die Dinge sich ändern. Was heute klappt, kann in ein paar Monaten schon nicht mehr funktionieren.

Wann? Zum abendlichen Einschlafen oder bei jeder Schlafenszeit? Weißes Rauschen hilft, es ist aber kein Schlafsand, der immer funktioniert. Stellen Sie das Rauschen an, wenn Ihr Baby gar nicht müde und es noch zu früh zum Schlafen ist, schwächt sich die Wirkung im Laufe der Zeit ab. Setzen Sie das Rauschen also erst ein, wenn Ihr Kind seine typischen Müdigkeitsanzeichen zeigt.

Es ist nicht schlimm, wenn das Geräusch bei jedem Tagschläfchen und die ganze

Nacht läuft. Aber statt es einfach nur ununterbrochen laufen zu lassen, können Sie auch ein wenig experimentieren. Schläft Ihr Baby besser, wenn das Rauschen die ganze Zeit zu hören ist? Wacht es auf, kurz nachdem Sie das Geräusch ausgestellt haben? Klappt es, wenn Sie es leiser stellen, sobald Ihr Kleines eingeschlafen ist?

Ausstellen, sobald das Baby wach ist

Stellen Sie das weiße Rauschen aus, sobald Ihr Baby aufgewacht ist. So bleibt dieses Geräusch nur der Zeit des Schlafens vorbehalten. Darüber hinaus sollte Ihr Kind auch die Geräusche seiner Umwelt wahrnehmen können, wenn es wach und aufmerksam ist. Diese Geräusche möchten Sie doch sicherlich nicht überdecken.

Eine Ausnahme gibt es bei Kolikkindern, die sich während einer Schreiphase nicht anders beruhigen lassen. Hier können Sie versuchen, ob das weiße Rauschen Ihr Baby beruhigt – und vielleicht auch Sie.

Sophia, Mutter von Matais, 7 Monate

Wenn gar nichts mehr geht

》 *Ich habe das weiße Rauschen genutzt, um meinen Sohn zu beruhigen, der arg mit Koliken zu kämpfen hatte. Wenn gar nichts mehr ging und er sich so in Rage geschrien hatte, dass ich ihn noch nicht einmal anlegen konnte, ging ich mit ihm ins abgedunkelte Schlafzimmer, schloss die Tür, stellte das weiße Rauschen an und konnte ihn dann endlich stillen.*《

Wie immer:
Es wirkt nicht bei jedem Kind

Jedes Kind ist einzigartig, und wie so oft im Leben mit Kindern, funktioniert nicht jeder Trick bei jedem Baby. Also probieren Sie doch einfach aus, ob weißes Rauschen Ihrem kleinen Schatz hilft. Schläft er dabei schneller ein oder länger am Stück? Möglicherweise mag Ihr Baby lieber Stille oder aber auch ein ganz anderes Geräusch. Achten Sie auf Ihr Kind und seine Reaktion.

7. Die innere Uhr

Ein Baby hat im Mutterleib noch kein Zeitgefühl. Nach der Geburt gewöhnt es sich langsam an unseren Tag-Nacht-Rhythmus, seine innere Uhr stellt sich ein.

Viele frischgebackene Eltern glauben mir nicht, dass Neugeborene 15 bis 18 Stunden täglich schlafen. Ganz schön viel Schlaf – doch gefühlt schlafen viele Babys eher halb so viel. Es kommt einem viel weniger vor, weil Babys ihren Schlaf über vier bis sieben (oder noch mehr) Schlafphasen verteilen – tags wie nachts und oft in kleinen Häppchen. Außerdem sind Eltern von kleinen Kindern am Ende des Tages einfach nur müde und freuen sich auf eine Mütze voll Schlaf. Doch wenn ein Baby alle paar Stunden aufwacht, kommt es einem mitunter so vor, als würde man gar keinen Schlaf bekommen. Das häufige Aufwachen ist aber leider vollkommen normal, denn so funktionieren Babys nun mal. Die gute

Nachricht lautet, dass Sie Ihrem Kind helfen können, die kürzeren Schlafintervalle zu längeren zu verbinden, indem Sie ihm helfen, seine innere Uhr zu stellen.

Ihr Baby hat keinen vertauschten Tag-Nacht-Rhythmus

Wenn Ihr Baby tagsüber viel, teilweise bis zu drei oder vier Stunden am Stück, schläft und dafür nachts häufig wach wird, heißt es oft: »Das Kind hat einen vertauschten Tag-Nacht-Rhythmus.« Aus Erwachsenensicht wirkt das auch so. Aus Sicht eines Neugeborenen ist aber alles so wie immer. Im Mutterleib kannte

anderen), und all die Bewegungen haben Ihr Baby in einem sanften Rhythmus in den Schlaf gewiegt, wohingegen es bei nächtlicher Ruhe vermutlich öfter wach war – eventuell lebt Ihr Baby also nun einfach sein »normales« Schlafmuster weiter.

Neugeborene müssen regelmäßig gestillt oder gefüttert werden – sowohl tagsüber als auch nachts. Tagsüber ist das natürlich einfacher, wenn wir Eltern wach und ausgeruht sind. Nachts alle paar Stunden dafür aufgeweckt zu werden, ist schon eine größere Herausforderung, denn es reißt uns aus dem Schlaf und wirkt dann störender. Außerdem sind manche Eltern tagsüber sehr beschäftigt und abgelenkt, nachts aber ruhig und entspannt, sodass ein Baby lieber diese friedlichen nächtlichen Mahlzeiten bevorzugt, bei denen es nicht ständig gestört wird.

Ihr Kind keinen Unterschied zwischen Tag und Nacht. Vor der Geburt trieb es zeitlos in der relativen Dunkelheit. Für Ihr Baby ist also gar nichts vertauscht. Oder vielleicht denkt es, dass Sie alles durcheinanderbringen, weil Sie sein Gleichgewicht verändern wollen, indem Sie eine strikte Tag-Nacht-Routine einführen. Für Erwachsene ist die Welt ganz klar in Tag und Nacht unterteilt. Ein Baby braucht eine Weile, bis es sich diesem Rhythmus anpassen kann.

Viele Neugeborene schlafen tagsüber länger am Stück und wachen nachts häufiger auf. Es gibt eine Vielzahl von möglichen Gründen. Im Mutterleib gab es beständig beruhigende Stimmen (Ihre und die von

Der menschliche Schlaf wird durch eine innere Uhr gesteuert, die dafür sorgt, dass wir tagsüber wach sind, nachts aber schläfrig. Bei Neugeborenen funktioniert sie noch nicht reibungslos. Es dauert sechs bis neun Wochen, bevor diese Uhr zu arbeiten beginnt und etwa neun bis zehn Monate, bis sie der wichtigste Regulator für den Schlaf-wach-Rhythmus wird. Vereinfacht gesagt, sind Neugeborene schlichtweg nicht dafür gemacht, so zu schlafen wie Erwachsene oder ältere Kinder.

Eine Herausforderung, aber kein »Problem«

So ein vertauschter Tag-Nacht-Rhythmus mag für die Erwachsenen eine Herausforderung sein, aber für das Baby ist es kein Problem und zieht auch keine gesundheitlichen Nachteile nach sich, besonders dann nicht, wenn das Kind insgesamt genügend Schlaf bekommt. Ich weiß, dass das auch kein wirklicher Trost für Eltern ist, die unter der Situation leiden. Haben Sie Geduld und lassen Sie die Zeit für sich arbeiten – in den nächsten Wochen wird sich der Schlafrhythmus Ihres Kindes von allein mehr an den Tag- und Nachtrhythmus angleichen. Wenn Ihr Baby aber zu den Kindern gehört, die die Nacht zum Tag machen, und Sie womöglich selbst schon auf dem Zahnfleisch gehen, kommen hier nun ein paar Tipps, wie Sie seinen Schlafrhythmus sanft verändern können, damit er sich mehr an Ihren anpasst.

....

Andrea, Mutter von Marissa, Emma und Gabriella

Wenn tagsüber zu viel los ist, wird eben nachts gestillt

>> *Als Mutter von drei kleinen Kindern, die immer auf Achse ist, ist mir selbst gar nicht aufgefallen, wie viel entspannter das nächtliche Stillen ist – denn ich habe dabei einfach weitergedöst. Das Stillen tagsüber war schwieriger, weil immer Trubel herrscht und wir ständig unterbrochen wurden. Verständlich, dass meine Jüngste besonders gern nachts gestillt werden wollte.* ◀

....

Den Unterschied zwischen Tag und Nacht erkennen

Wann die innere Uhr Ihres Kindes ausgereift ist, ist biologisch vorgegeben. Dennoch gibt es einige Dinge, die Sie tun können, um diesen Reifeprozess zu unterstützen, während andere Dinge ihn eher behindern. Etliche soziale Marker und Fixpunkte aus der Umwelt können dabei behilflich sein. Es ist gut, wenn Sie diese kennen, da sie recht leicht umzusetzen sind.

Haben Sie Ihr Baby bei sich – tagsüber und nachts

Ihr Kind ist dafür geschaffen, von Geburt an mit Ihnen im Einklang zu sein. Je näher Sie sich sind – ganz wörtlich gemeint – besonders auch nachts, umso schneller wird sich Ihr Baby an Ihre innere Uhr anpassen. Alle Fachgesellschaften raten, aus Sicherheitsgründen, nachts mit dem Baby im selben Zimmer in unmittelbarer Nähe zu schlafen. Ein weiterer Pluspunkt des gemeinsamen Schlafens.

Schläft Ihr Baby nachts neben Ihnen, nimmt es unterbewusst Ihre Anwesenheit wahr. Wissenschaftliche Untersuchungen haben gezeigt, dass stillende Mütter, die mit ihren Kindern gemeinsam schlafen, binnen Sekunden vor oder nach dem Kind wach werden. Schlafexperte Dr. James McKenna bezeichnet das als die »voneinander abhängende, sich bedingende Schlafregulation.« Sie helfen also dabei, dass sich die innere Uhr Ihres Kindes schneller entwickelt, wenn Sie nachts gemeinsam schlafen.

Tagsüber genügend Aktivitäten

Bislang ging es viel ums Schlafen, denn schließlich ist das hier ein Schlafbuch. Aber auch Wachphasen mit angemesse-nen Aktivitäten passen in dieses Thema, denn dadurch verbessert sich der Schlaf Ihres Kindes. Ist Ihr Neugeborenes ruhig und entspannt und sieht Sie mit großen Augen an, ist die richtige Zeit, seine sich entfaltende Persönlichkeit kennenzulernen.

Auch Neugeborene sind mitunter ein bis zwei Stunden hellwach, also nutzen Sie diese Zeit. Reden Sie mit Ihrem kleinen Schatz. Völlig egal, was Sie sagen. Sagen Sie ihm, wie süß er ist, erklären Sie ihm, wie Sie das Essen zubereiten und erzählen Sie ihm, was für tolle Sachen ihn im Leben erwarten. Stellen Sie ihm viele, viele Fragen, denn wenn Sie etwas fragen, nimmt Ihre Stimme automatisch einen schönen Singsang an. Zeigen Sie ihm all die spannenden Spielzeuge, Anziehsachen und Kleinigkeiten, die Sie geschenkt bekommen haben. Lesen Sie ihm Bilderbücher vor. Singen Sie ihm etwas vor. Tragen Sie es in einem Tragetuch oder einer geeigneten Tragehilfe, damit es Ihnen bei Ihrem Alltag auf Augenhöhe zusehen kann. Gehen Sie mit Ihrem Baby im Park spazieren, zum Einkaufen oder einfach nur durch die Nachbarschaft.

Achten Sie darauf, dass Ihr Baby jeden Tag etwas Spielzeit in Bauchlage auf einer sicheren, festen Unterlage verbringt, bei der Sie dabei sind. Das ist eine nette Aktivität, bei der Ihr Kind gleichzeitig die Muskeln trainiert, die es später für den Vierfüßlerstand, zum Krabbeln und zum Laufen benötigt.

Untersuchungen haben gezeigt, dass sich Babys, die von Ihren Müttern in deren Alltag integriert werden, schneller an einen 24-Stunden-Tag-Nacht-Rhythmus und auch an die Schlaf- und Wachzeiten ihrer Mütter anpassen. Also genießen Sie doch einfach Ihr tägliches Tun mit Ihrem kleinen Liebling an Ihrer Seite.

Keine Überreizung, keine Unterforderung

Das Leben Ihres Ungeborenen im Mutterleib war in perfekter Balance zwischen Geräuschen und Ruhe, taktiler Stimulation und gemütlicher Enge in einer friedlichen, beständigen Umgebung. Ihr Baby lag eingekuschelt in der typischen Embryonalhaltung, schlief und wurde rund um die Uhr ohne eigenes Zutun versorgt. Dieser friedliche, hypnotisierende Glückszustand ändert sich schlagartig, sobald das Baby auf die Welt kommt.

Ein Neugeborenes muss mit einer überwältigenden Fülle an optischen, akustischen und taktilen Reizen zurechtkommen. Ein Baby ist von Natur aus dafür gemacht, diese Herausforderung zu bestehen und das auch noch gern, aber eben nur häppchenweise mit genügend Ausruh- und Erholungsphasen. Achten Sie auf die Körperhaltung Ihres Kindes und auf die Laute, die es von sich gibt, damit Sie ihm nur so viel Anregung bieten, wie es verkraften kann. Lesen Sie noch einmal bei Kapitel 5 »Schlafgeräusche und Wachgeräusche (Seite 84)« die typischen Anzeichen für Überreizung und Unterforderung nach.

Auch Unterforderung hat Auswirkungen auf die sich entwickelnde innere Uhr, denn Ihr Baby muss die Welt kennenlernen, wenn es wach ist. Wenn es sich langweilt (ja, auch Neugeborene können sich langweilen!), weil es beispielsweise in einer sanft schaukelnden Wiege liegt, befindet es sich eher in einer Art benommenem Halbschlaf anstatt die Welt aktiv zu entdecken. Finden Sie das richtige Gleichgewicht zwischen Anregungen während der Wachphasen Ihres Babys und seinem Schlafrhythmus.

Tagschlaf inmitten des Familienlebens

Wenn Ihr Kind tagsüber sehr lange, dafür nachts aber eher kurz schläft, nehmen Sie es doch für seine Tagschläfchen mit in ein Zimmer, wo sich das Familienleben abspielt und es die alltäglichen Geräusche hört. Sie können ein Bettchen oder einen Stubenwagen in das Zimmer stellen, wo Sie sich tagsüber am meisten aufhalten.

Schleichen Sie während der Schläfchen nicht auf Zehenspitzen durchs Haus. Verhalten Sie sich einfach wie immer. Ihr Kind kennt die typischen Alltagsgeräusche bereits aus dem Mutterleib.

Schläft Ihr Baby regelmäßig lange glücklich im Tragetuch oder der Tragehilfe, überlegen Sie, ob es nicht auch hin und wieder im Stubenwagen schlafen könnte, denn während es getragen wird, schläft es eventuell viel länger. Oder lassen Sie Ihr Kind im Tuch einschlafen, legen Sie es dann aber sanft ab, wenn es eigentlich ausreichend lange geschlafen hat.

Gespräche in normaler Lautstärke und die üblichen Haushaltsgeräusche sind kein Problem, laute, grelle Geräusche, die das Baby wecken könnten (klapperndes Geschirr, lautes elektronisches Spielzeug …) sollten Sie vermeiden, es sei denn, Ihr Baby ist daran gewöhnt und stört sich nicht daran.

Die meisten Neugeborenen schlafen bei moderaten Alltagsgeräuschen, aber einige wenige wachen schon auf, wenn nur ein Marshmallow auf den Boden fällt. Wenn Ihr Kind dazu gehört, aber in einem ruhigen Zimmer unverhältnismäßig lang schläft, lassen Sie es dort nur begrenzt schlafen und gewöhnen Sie es tagsüber allmählich an die Geräusche bei Ihnen zu Hause.

Tagsüber regelmäßig und ausreichend Stillen

Gerade in den ersten Monaten wachsen Kinder rasant und verbrennen dabei viele Kalorien. Allein der Unterschied zwischen einem einen Tag alten Neugeborenen und einem Einjährigen, der läuft und spricht! So viel Wachstum, für das Babys kleiner Magen regelmäßig mit kleinen Mahlzeiten gefüllt werden muss. Kinder, die tagsüber zu wenig Kalorien zu sich nehmen, holen das einfach nachts nach.

Die La Leche Liga erklärt eine weitere Besonderheit des Stillens, die das Trinkverhalten Ihres Kindes beeinflusst: »In den ersten Monaten stillen viele Kinder sehr oft mit nur kurzen (oder gar keinen) Zwischenpausen. Dieses ›Clusterfeeding‹, bei dem meist am späten Nachmittag oder abends sehr häufig gestillt wird, ist vollkommen normal. Zu anderen Tageszeiten sind die Stillabstände dann wieder größer.« Reagieren Sie deshalb tagsüber auf die Hungerzeichen Ihres Kindes, so subtil sie auch sein mögen, denn wenn Sie tagsüber zu selten oder zu kurz stillen, wird Ihr Baby das nachts einfordern. Schließlich brauchen alle Neugeborenen regelmäßig Milch, doch jedes Kind hat da seine eigenen Bedürfnisse und seinen eigenen Bedarf.

… und nachts auch

Nachtschlaf liefert Ihrem Kind ein breites Spektrum an Vorteilen, die alle durch nächtliches Stillen oder Füttern unterstützt werden. Wachstumshormone werden in den tieferen Schlafphasen ausgeschüttet, die nachts häufiger vorkommen. Zwischen diesen Phasen braucht Ihr Baby aber immer wieder Milch. Nächtliches Aufwachen zum Trinken ist nicht nur normal, sondern auch wichtig. Ich weiß, ich wiederhole mich, aber falls Sie diese wichtige Aussage überlesen haben, hier noch einmal: Nächtliches Aufwachen zum

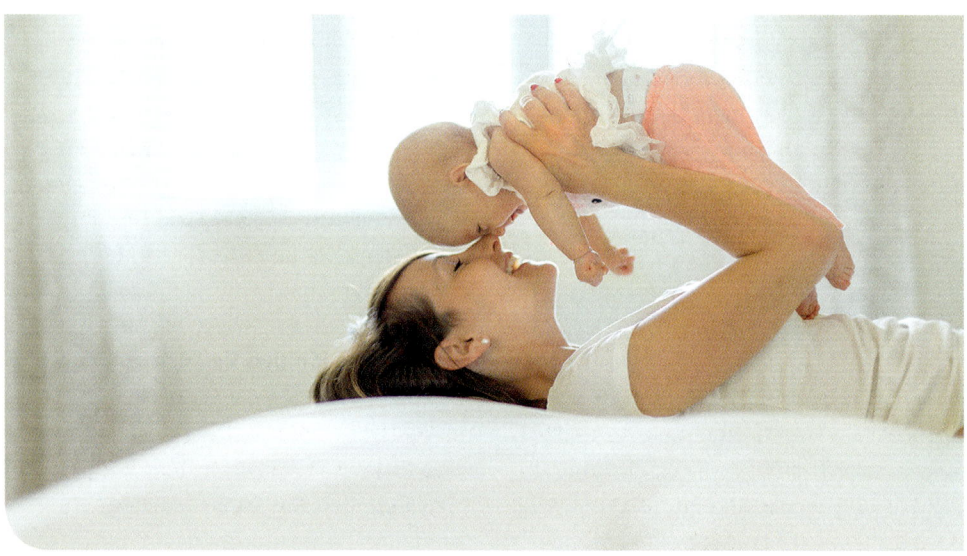

Trinken ist nicht nur normal, sondern auch wichtig!

Muttermilch ist nachts anders zusammengesetzt als tagsüber. Sie beinhaltet dann mehr Substanzen, die dabei helfen, dass sich die innere Uhr Ihres Babys entwickelt. Das nächtliche Stillen ist also aus mehreren Gründen wichtig.

Wenn Ihr Kind nachts sehr oft wach wird, könnte das schlicht und ergreifend am Hunger liegen. Stillen Sie Ihr Baby stündlich, ist es möglich, dass es immer nur Mini-Mahlzeiten zu sich nimmt und einschläft, bevor es richtig satt ist. Dann wacht es natürlich bald wieder auf. Achten Sie darauf, ob Ihr Kind nachts kurz nach dem Andocken schon wieder einschläft. Ist das der Fall, verändern Sie die Stillposition und ermuntern Sie Ihr Baby, ausreichend lange zu trinken, bevor es weiterschläft.

Die Macht des Tageslichts

Sie können das sich entwickelnde Schlafmuster Ihres Babys mit einem geregelten Tag-Nacht-Rhythmus ganz einfach unterstützen, indem Sie sich die Vorteile des Tageslichts zunutze machen. Von Geburt an verknüpft das Gehirn Tageslicht mit der wachen, aktiven Zeit.

Das effektivste Licht ist natürliches Tageslicht beziehungsweise Sonnenschein. Morgens sollte Ihr Baby direkt ans Tageslicht. Vielleicht machen Sie es sich zur Gewohnheit, es direkt an einem Fenster, durch das das Tageslicht scheint, zu stillen oder zu füttern. Oder Sie gehen morgens eine Runde spazieren oder spielen im Garten. Wenn es draußen noch dunkel ist, ist helles künstliches Licht eine Alternative.

Auch Tagschläfchen kann Ihr Baby in einem lichtdurchfluteten Zimmer machen. Lassen Sie tagsüber das Licht so, wie es ist, es sei denn, Ihr Baby ist beim Schlafen pingelig und stört sich am Tageslicht. Auch mit geschlossenen Augen merkt es, dass es hell ist. So kann es zwischen Tagschlaf und Nachtschlaf unterscheiden, denn bei Letzterem ist es leise und dunkel.

Vormittags können Sie auch mehrmals mit Ihrem Kind im hellen Tageslicht spielen, um die Verknüpfung zu stärken, dass tagsüber üblicherweise die Wachphasen liegen. Wenn Sie das konsequent umsetzen, helfen Sie Ihrem Neugeborenen, seinen Tag-Nacht-Rhythmus zu finden.

Gehen Sie möglichst jeden Tag an die frische Luft, am besten morgens. Allein der Weg zum Briefkasten oder das Aufhängen der Wäsche im Garten oder auf dem Balkon können schon helfen. Abgesehen von den Vorteilen für die innere Uhr tut es Ihnen und Ihrem Baby, selbst wenn es erst wenige Wochen alt ist, auch einfach gut, an der frischen Luft zu sein. Je früher Sie mit Ihrem Neugeborenen aus dem Haus kommen, umso leichter und selbstverständlicher wird es für Sie. Beginnen Sie mit kurzen, einfachen Ausflügen und arbeiteten Sie sich zu längeren Exkursionen vor.

Genügend Tagschlaf ist wichtig

Wacht Ihr Baby nachts häufig auf, ist tagsüber aber sehr müde, kann es sehr verlockend sein, es tagsüber länger wach zu halten, in der Hoffnung, dass es nachts besser schläft. Dieser Schuss geht meistens nach hinten los und endet darin, dass Sie den ganzen Tag ein unzufriedenes Kind haben – das nachts vielleicht sogar noch öfter wach wird. Wie in Kapitel 8 »Ausreichend Tagschlaf (Seite 114)« beschrieben, muss Ihr Neugeborenes

tagsüber regelmäßig schlafen. Fehlende Tagschläfchen bringen die sich entwickelnde innere Uhr durcheinander.

Müdigkeit und Dunkelheit

Auf der anderen Seite signalisiert Dunkelheit dem Gehirn, dass Schlafenszeit ist. Es unterstützt die Ausschüttung des natürlichen Schlafhormons Melatonin. Ein sehr wirksames Hormon, denn es sorgt dafür, dass ihr Baby zur Schlafenszeit müde ist und leichter in den Schlaf findet. Doch helles Licht stört diesen Effekt.

Nach der Neugeborenenzeit entwickeln die meisten Babys eine feste Schlafenszeit, die oft recht zeitig ist, zwischen 18 und 19:30 Uhr. Da das Stunden von der elterlichen Schlafenszeit entfernt ist, ist es im Haus wahrscheinlich noch taghell. Auch wenn Ihr Baby bereits müde ist, signalisiert die Helligkeit seinem Gehirn, dass es Zeit zum aktiven Entdecken der Welt ist. Das bringt ein Baby mitunter so durcheinander, dass es abends sehr quengelig wird und weint. Die Melatoninausschüttung und frühe Schlafenszeit können Sie unterstützen, indem Sie Ihr Haus oder Ihre Wohnung in der Stunde vor dem Zubettgehen nur noch schwach erleuchtet haben.

Ein zweiter Punkt ist, die Dunkelheit auch die ganze Nacht beizubehalten. Selbst ein kleines Nachtlicht kann schon dafür sorgen, dass sich Ihr Baby bereit für den Tag macht – und das möchten Sie bestimmt nicht nachts um 2. Nutzen Sie so wenig Licht wie möglich, wenn Ihr Kind nachts gestillt oder gefüttert wird oder eine frische Windel braucht. Stellen Sie keine nachtleuchtenden Uhren in das Blickfeld Ihres Kindes. Lassen Sie Fernseher, Tablet, E-Book-Reader und andere elektronische Geräte beim nächtlichen Stillen aus – oder stellen Sie sie so dunkel ein, wie es geht. Ohne künstliches Licht bleibt Ihr Baby vermutlich im Halbschlaf und Sie beide können nach dem Windelwechseln oder Trinken schnell weiterschlafen.

Wenn Sie einen Frühaufsteher haben, der beim ersten Morgengrauen hellwach ist, mag das hereinscheinende Licht dafür verantwortlich sein. Verdunkeln Sie die Fenster: Jalousien, Vorhänge, notfalls ein passendes Stück Pappe, ein schwarzer Müllbeutel oder Alufolie.

Celeste, Mutter von Arielle, 4 Jahre, und Nicola, 2 Monate

Mit jedem Kind lernt man dazu

>> *Bei unserem zweiten Kind machen wir einiges anders. Bei unserer ersten Tochter habe ich beim nächtlichen Stillen ferngesehen und sie erst ins Bett gebracht, als wir auch schlafen gingen. Sie wachte sehr oft auf und wir hatten ziemliche Schlafprobleme mit ihr. Bei Nicola achten wir auf gedimmtes Licht und eine ruhige Umgebung. Ich stille sie, dann übernimmt der Papa und trägt sie herum, während ich Arielle ins Bett bringe. Sobald die Große eingeschlafen ist, stille ich Nicola noch einmal und lege sie ins Bett. Die Stunde vor dem Zubettgehen ist bei uns nun so ruhig und friedlich. Die Kleine schläft super und uns als Familie hat das so gut getan.* <<

Vor dem Schlafen: Ruhe Neugeborene brauchen noch keine Zubettgeh-Rituale, denn sie schlafen immer dann, wenn sie müde sind, weshalb es keine konkrete Zeit »vor dem Schlafen« gibt. Im Laufe der Monate wird sich aber eine gewisse Zubettgehzeit von selbst ergeben, nach der die längste Schlafphase Ihres Kindes folgt. Sie können Ihr Baby unterstützen, indem es in der Stunde vor dem Schlafengehen etwas leiser, ruhiger und nicht so hell bei Ihnen zu Hause zugeht.

Wenn Ihr Baby zwischen 18 und 19:30 Uhr schlafen geht, sollten Sie Fernseher und Radio leiser stellen und alle lauten, quietschenden Geräusche vermeiden. Ihr Baby sollte lediglich das Geräusch von Ihren Gesprächen, weißes Rauschen oder sanfte Musik hören.

Nächtliches Stillen: ruhig, langweilig, spielzeugfrei Melatonin ist ein wirksames Hormon, doch seine Ausschüttung kann durch Bewegung und Aktionen schnell angehalten werden, woraufhin das Baby richtig wach wird. Ein Quatsch machender Erwachsener, ein interessantes Spielzeug, ein bekanntes Lied – all das kann schon reichen, damit Ihr kleiner Liebling hellwach wird. Und dann dauert es eine ganze Weile, bis er wieder müde und schläfrig wird.

Seien Sie nachts so langweilig und leise wie möglich, damit Ihr Baby es als die ruhige, dunkle Schlafenszeit erkennt, im Gegensatz zu den Schläfchen tagsüber bei Tageslicht und Ihren alltäglichen Erledigungen. Es schläft dann noch halb und findet so viel schneller wieder in den Schlaf zurück.

Wacht Ihr Baby nachts auf, sollten Sie nicht zu wach reagieren. (Das bekommen Sie bestimmt problemlos hin.) Sie sollten weder reden, singen, noch mehr sagen als »Shhh. Schlafenszeit.« Keine schnellen Bewegungen, kein Licht, kein unnötiges Windelwechseln. Alles sollte nächtlich-schlafend wirken. Selbst wenn Ihr Kind hellwach ist! Dann ist es umso wichtiger, dass Sie so richtig langweilig sind. Ihr Baby soll lernen, dass die Nacht zum Schlafen da ist, nicht zum Spielen.

Nächtliches Füttern Wenn Sie die Flasche geben, bereiten Sie alles so weit wie möglich vor. Ihr Baby soll gar nicht richtig wach werden, sondern nach dem Fläschchen direkt weiterschlafen. Müssen Sie erst noch in die Küche gehen und eine Flasche zubereiten, während Ihr Baby immer mehr meckert und weint, sind Sie beide letztendlich hellwach. Aus einer kurzen nächtlichen Flaschenmahlzeit wird dann mitunter eine sehr lange Wachphase.

Nächtliches Windelwechseln Wacht Ihr Neugeborenes nachts alle ein bis zwei Stunden auf, müssen Sie nicht jedes Mal die Windel wechseln. Ich rate Ihnen, nachts eine qualitativ gute Windel oder eine Stoffwindel mit doppelter Einlage zu nutzen. Wird Ihr Baby wach, überprüfen Sie kurz, ob die Windel voll ist. Machen Sie nur eine frische Windel, wenn es wirklich notwendig ist, und tun Sie es schnell, leise und mit so wenig Licht wie möglich. Sobald Kinder länger am Stück schlafen, bekommen sie ja auch nicht mehr stündlich eine neue Windel.

Nutzen Sie ein kleines Nachtlicht, keine hellen Lampen, die Ihrem Kind signalisieren würden, dass es Tag ist. Stellen Sie alle Utensilien griffbereit neben Babys Bett und machen Sie Babys Po mit einem warmen Lappen sauber. Es gibt kaum etwas Schlimmeres, als einen kalten, nassen Lappen auf einem warmen Babypo.

Achten Sie nicht nur auf die Windel, sondern auch auf Ihr Kind. Einige Neugeborene stören sich bereits an ein paar Tropfen Nässe und schlafen dann mit einer frischen Windel besser, aber wecken Sie kein erschöpftes Kind, nur um ihm die Windel zu wechseln.

8. Ausreichend Tagschlaf

Je weniger ein Neugeborenes tagsüber schläft, umso besser werden die Nächte? Ein Trugschluss, der oft nach hinten losgeht!

Neugeborene schlafen viel, der Haken an der Sache: Sie machen nicht wie ältere Babys oder Kleinkinder ein oder zwei ausgedehnte Schläfchen. Ihre 15 bis 18 Stunden Schlaf verteilen sie gleichmäßig auf vier bis sieben (oder mehr!) kürzere Schlafeinheiten, tags wie nachts, was bedeutet, dass sie den Schlaf tagsüber auf vier, fünf oder sogar noch mehr Schlafphasen verteilen, abhängig auch davon, wie lang sie jeweils schlafen. Das ist nämlich schon an einem Tag ganz unterschiedlich, von 15 Minuten bis hin zu mehreren Stunden. Frühgeborene oder kranke Kinder schlafen insgesamt meist mehr aber nur kürzere Zeit am Stück, sodass sie den Tagschlaf auf sechs bis zehn kurze Phasen verteilen.

Etwa in den ersten drei Monaten schlafen Babys tagsüber zwischen fünf und acht Stunden. Der Tagschlaf ist wichtig für ihre Gesundheit, ihr Gedeihen und ihre Zufriedenheit.

Warum Tagschlaf so wichtig ist

Die meisten Menschen nehmen es hin, dass Babys tagsüber schlafen müssen, aber sie kennen nicht die zahlreichen Vorteile des Tagschlafs. Er ist wichtig für die geistige und körperliche Gesundheit und das soziale Heranwachsen in den ersten Jahren. Die von der Wissenschaft bestätigten Vorteile sind:

einem Tiefpunkt schlafen, kann es wieder auftanken, sodass Körper und Geist dann wieder bestens funktionieren.

Weniger Quengeln und Weinen Während eines Schläfchens kann der Körper den Pegel an Kortisol und anderen Stresshormonen senken, die sich allein dadurch anstauen, dass das Baby die Welt entdeckt. Würde dieser Pegel immer weiter ansteigen, würde sich der innere Druck irgendwann in Quengeln und Weinen entladen. Neugeborene, die tagsüber nicht genug Schlaf bekommen, weinen meistens mehr und lassen sich schlechter trösten als Kinder, die alle paar Stunden schlafen.

Tagschlaf hilft beim Lernen Babys, die tagsüber genügend schlafen, sind in ihren Wachphasen entspannter und aufmerksamer. Sie lernen mehr, haben mehr Spaß und die Eltern haben mehr Zeit, um sich mit ihrem Kind zu beschäftigen, ihm etwas beizubringen und zu kuscheln.

… und unterstützt die Gehirnentwicklung Ausreichend Schlaf ist unabdingbar für eine gute Gehirnentwicklung. Untersuchungen legen nahe, dass der Tagschlaf so wichtig ist, damit neue Informationen im Gehirn in den Langzeitspeicher überge-

Tagschlaf ist biologisch wichtig Es ist ganz natürlich, dass Kinder im Tagesverlauf Höhen und Tiefen in Bezug auf Energie und Aufmerksamkeit haben. Hochphasen gibt es morgens direkt nach dem Aufstehen und nach jedem Tagschlaf, Tiefpunkte nach dem Ende der »zufriedenen Wachphase.« Diese Tiefpunkte kommen, egal wie gut und lang ein Baby zuvor geschlafen hat. Selbst wenn es zehn Stunden durchgeschlafen hätte, denn diese Tiefpunkte kommen einfach nach einer gewissen Zeit, in der das Baby ununterbrochen wach war. An so einem Punkt braucht es ganz dringend Schlaf. Bekommt es den nicht, kann es zu emotionalen und körperlichen Zusammenbrüchen kommen. Kann es direkt in so

hen können. Das Baby bekommt ausreichend Pausen, um die neuen Informationen zu verarbeiten und abzuspeichern und wieder Platz für weitere Informationen zu schaffen. Außerdem geht man davon aus, dass genügend Schlaf dem kindlichen Gehirn hilft, im späteren Leben abstrakter denken zu können.

Eine längere Aufmerksamkeitsspanne

Kinder, die immer wieder kurz schlafen, haben eine längere Aufmerksamkeitsspanne und können neue Informationen besser einordnen und aufnehmen. Demgegenüber sind Kinder, die zu wenig schlafen, meist quengeliger und können sich schlechter konzentrieren.

Wichtig für Wachstum und Entwicklung

In den tieferen Schlafphasen wird das Wachstumshormon ausgeschüttet, weshalb Kinder, die tagsüber und nachts ausreichend schlafen auch angemessen wachsen. Der Tagschlaf schenkt dem kindlichen Körper eine Auszeit, in der er Zellen reparieren und wachsen lassen kann. Auch bei Entwicklungsschüben ist ausreichend Schlaf wichtig, damit die Kinder ihre körperlichen und geistigen Meilensteine gut bewältigen.

Und auch die Eltern erhalten eine Pause Wie sehr Sie Ihr wundervolles Baby auch lieben, es ist einfach harte Arbeit, sich die ganze Zeit um einen Säugling zu kümmern. Es erfordert ständige Aufmerksamkeit, was eine ganz schöne Herausforderung ist, wenn man todmüde ist. Manchmal brauchen Eltern den kindlichen Tagschlaf genauso sehr wie das Baby. Sie können dann selbst auftanken oder auch etwas Schlaf nachholen. Solche Auszeiten beugen elterlicher Überforderung und dem Risiko einer Wochenbettdepression vor. Dank ihnen können die Eltern oder auch andere Betreuungspersonen diese kleine, süße Schlafmütze umso mehr genießen, wenn sie wieder wach ist.

Auftanken Sie sehen also, dass Tagschlaf für Ihr Baby eine Vielzahl von Vorteilen mit sich bringt. Nach jedem Aufwachen schwächen sich die Vorteile im Laufe der Zeit langsam ab. Das Baby wacht erholt auf, doch je länger es wach ist, umso wichtiger wird es, dass es erneut schlafen kann. Es ist so ähnlich wie bei einem Handyakku, der immer leerer wird und dann wieder ganz aufgeladen wird, indem man das Handy an die Steckdose hängt – oder im Falle von Kindern, indem man sie schlafen lässt.

Erkennen Sie bei Ihrem Baby frühe Müdigkeitszeichen und lassen es schlafen, baut sich so eine Art Schlafreserve mit allen Vorteilen auf, sodass es nach jedem Tagschlaf wieder »aufgeladen und aufgetankt« durchstarten kann.

Tagschlafmuster von Neugeborenen

Um das Tagschlafmuster Ihres Neugeborenen zu verstehen, hilft es, wenn Sie daran denken, dass es noch vor wenigen Tagen eingekuschelt in Ihrem Bauch war. Diese Umgebung war wie zum Schlafen gemacht, und auch Ihr Kind hat vor der Geburt zwanzig Stunden oder mehr pro Tag geschlafen. Zwischendrin wachte es irgendwann auf, war aber immer nur kurz wach. (Die Tritte und Knuffe, die Sie während der Schwangerschaft gespürt haben, waren größtenteils Bewegungen im Schlaf – genau wie Neugeborene sind auch Ungeborene aktive Schläfer.)

Durch die Geburt ändert sich das Schlafverhalten Ihres Kindes nicht komplett und auch nicht sofort – Ihr Neugeborenes wird sein Schlaf-wach-Muster aus dem Bauch einfach beibehalten. Gleichzeitig passen Sie Ihr Leben an das neue Familienmit-

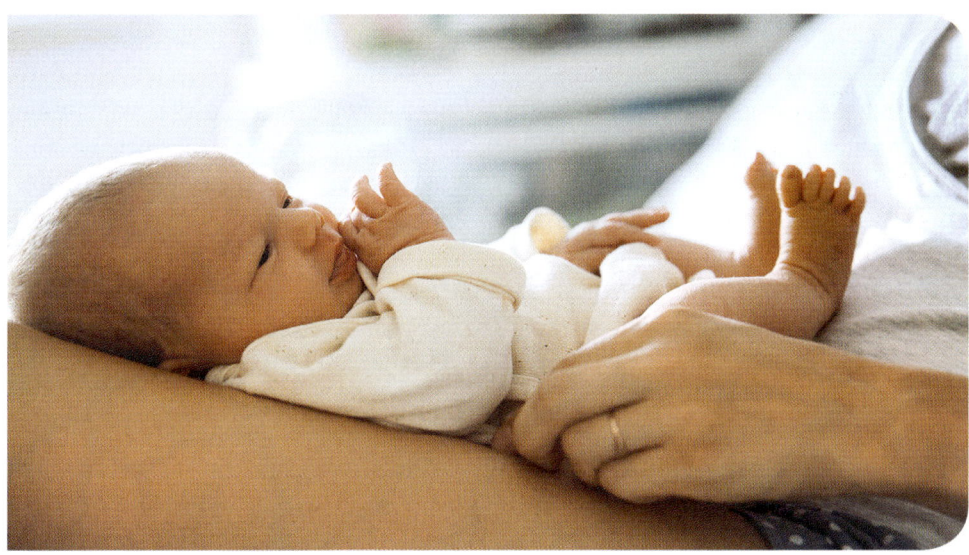

glied an, was einiges an Energie kostet, und vielleicht müssen Sie sich auch noch von der Geburt erholen. (Das ist übrigens ein weiterer Grund, warum Sie schlafen sollten, wenn Ihr Baby schläft.)

Neugeborene haben kürzere Schlafzyklen als Erwachsene und wachen zwischen den einzelnen Zyklen leichter auf. Sogar kurze Tagschläfchen können unterbrochen sein. Dieses Muster schützt das Baby, denn es ist auf beständige Zuwendung und Nahrung angewiesen und braucht die Aufmerksamkeit von Erwachsenen, die seine Bedürfnisse befriedigen. Neugeborene brauchen alle paar Stunden ihre Milch, und die leichten Schlafphasen passen perfekt zu diesem Bedürfnis, wach zu werden, um trinken zu können. Frühgeborene oder kranke Kinder haben mitunter einen noch leichteren Schlaf und kürzere Schlafzyklen, ein kluger Schachzug der Natur, damit besonders diese Kinder die Extraportion Aufmerksamkeit bekommen, die sie brauchen. Deshalb sollten Sie immer auf die Bedürfnisse Ihres Babys eingehen.

Neugeborene brauchen ständig Nahrung

Im Mutterleib müssen sich Kinder nicht um Nahrung sorgen, denn sie werden ununterbrochen versorgt und kennen gar keinen Hunger. Nach der Geburt müssen Babys sich erst einmal daran gewöhnen. Hunger ist ein vollkommen neues Gefühl für sie und ganz sicher kein schönes. Außerdem wachsen sie schnell, haben nur einen kleinen Magen und ernähren sich ausschließlich von einer Flüssigkeit, die rasch verdaut ist. Um mit dem enormen Wachstum Schritt zu halten, müssen sie schlichtweg rund um die Uhr alle zwei bis vier Stunden – und oft sogar noch häufiger – trinken. Stillkinder haben manchmal nur eine einstündige Pause. (Wenn irgendjemand deswegen mit Ihnen diskutieren will, lege ich Ihnen ans Herz, dass Sie ausschließlich auf den Menschen hören, der am wichtigsten ist: Ihr Baby.)

Meistens muss man ein schlafendes Kind nicht zum Trinken wecken, denn ein gesundes Kind hat seinen eigenen Ernährungsplan. Auch wenn es einmal viel länger schläft als sonst, reicht es, wenn Sie einfach nur ein Auge auf Ihr Baby haben. Haben Sie ein besonderes Kind (ein Frühchen oder ein krankes oder behindertes Kind), wird Ihnen der betreuende Kinderarzt oder die Hebamme sagen, ob Sie Ihr Kind zum Stillen oder füttern wecken müssen.

Eine Ausnahme davon: Ihr Kind schläft größtenteils tagsüber und wird dafür nachts häufig wach und ist ausgeschlafen. Dann können Sie es am Nachmittag nach einer gewissen Zeit wecken, damit es ein bis zwei Stunden wach ist, bevor es abends ins Bett geht. So kann es auch einen besseren Tag-Nach-Rhythmus entwickeln. Lesen Sie hierzu auch noch einmal Kapitel 11 »Richtig Pucken – zur richtigen Zeit (Seite 150)« nach.

Die zufriedene Wachphase

Wenn Sie dieses Buch aufmerksam gelesen haben, erinnern Sie sich bestimmt an meine Aussage, dass Babys nur eine kurze Zeit zufrieden wach sind. Bei einem Neugeborenen beträgt diese Spanne ein bis zwei Stunden. Mit drei Monaten kann ein Baby schon ein bis drei Stunden zufrieden wach sein, mit sechs Monaten kommen die meisten Kindern auf zwei bis drei Stunden. Das bleibt auch so bis acht oder neun Monate oder auch noch länger, bevor ein Kind noch länger am Stück wach bleiben kann. (Siehe auch Tab. 3.1.)

Achten Sie auf die zufriedene Wachphase, dann können Sie besser abschätzen, wann Ihr kleiner Liebling wieder eine Mütze Schlaf braucht. Behalten Sie einerseits die Uhr im Auge, andererseits Ihr Kind, damit Sie Müdigkeitsanzeichen wahrnehmen. Lesen Sie auch noch einmal Kapitel 7 »Die innere Uhr« (Seite 102) nach. Die Länge der zufriedenen Wachphase ist die Richtschnur, doch die Müdigkeitsanzeichen Ihres Babys sind ausschlaggebend, wann das nächste Nickerchen gemacht werden sollte.

Sichere Schlafumgebung tagsüber

Wenn Ihr Kind tagsüber schläft, sollte es immer in einer sicheren Schlafumgebung in Rückenlage liegen. Ausnahme: Ihr Baby schläft in Ihren Armen. Die sicherste Schlafumgebung für Neugeborene tagsüber ist:

- in den Armen eines wachen Erwachsenen
- in einer Tragehilfe oder einem Tragetuch, bei korrekter Anwendung
- in einem Stubenwagen, Beistellbett, Moseskörbchen oder einer Wiege, wenn alle Sicherheitsvorschriften erfüllt sind.

- Im Familienbett, wenn alle Sicherheitsvorschriften erfüllt sind.
- In einer Federwiege, wenn Ihr Kind darin flach liegen kann.
- In einem Kinderwagen, wenn Ihr Kind dort gesichert ist und ganz flach liegen kann.

Ungeeignete Schlafplätze tagsüber

Die folgenden Orte sind nicht für Tagschläfchen geeigneten, da sich Ihr Neugeborenes in eine gefährliche Position bringen, sich strangulieren oder einsinken könnte, sodass die Atmung behindert ist.

Ungeeignete Schlafplätze, die unbedingt vermieden werden sollten:

- Babyschalen. Ausnahme: während der Autofahrt, wenn der Sitz korrekt befestigt und das Kind ordnungsgemäß angeschnallt ist. (Wenn Sie alleine mit Ihrem Baby unterwegs sind, ist ein Rücksitzspiegel sinnvoll, den Sie an der Kopfstütze der Rückbank befestigen. So können Sie Ihr Kind trotzdem sehen. Sie finden solche Spiegel in Babyfachmärkten.)
- Babyschaukel, Wippe und Sitze, in denen das Kind aufrecht, beinahe aufrecht oder ungesichert sitzt.

- Stillkissen, Kopfkissen, Sitzsack
- Tragetuch oder Tragehilfe, die nicht für Neugeborene geeignet sind, in die das Kind nicht gut passt oder die nicht korrekt angelegt sind.
- Erwachsenenbett, das nicht kindersicher ist.
- Betten, die nicht die Sicherheitsstandards erfüllen.
- neben einem älteren Geschwisterkind, Freund, Verwandten oder Tieren
- auf einem Sofa, Sessel oder Stuhl
- In einem Zimmer, in dem geraucht wird.

Babys den Tagschlaf schmackhaft machen

....

Laura, Mutter von Martin, 5 Monate

Mal hier, mal dort

》 *Mir hat am meisten geholfen, dass man das Baby tagsüber nicht nur an einem bestimmten Ort schlafen lassen muss. Mir gefällt der Wechsel: mal im Tuch, mal auf dem Arm, mal schläft es auch ganz allein im Stubenwagen. Und dann genieße ich auch die Freiheit, wenn er dort schläft, ganz ohne schlechtes Gewissen.*《

....

Frage der Testeltern

Meine Tochter schläft IMMER im Tragetuch ein. Ich erledige dann etwas im Haushalt oder gehe mit ihr spazieren. Nachts schläft sie gut in ihrem Bettchen, aber tagsüber ist das Tragetuch ihr Schlafplatz. Ist das schlimm?

Meine Antwort

Nein, das ist sogar eine ganz hervorragende Idee! Babys schlafen gern im Tragetuch. Sie können mit Ihrem süßen Baby kuscheln, haben beide Hände frei UND bekommen auch noch etwas Bewegung. Sozusagen eine Win-win-win-Situation!

Schläft Ihr Kind im Tragetuch, sollten Sie unbedingt darauf achten, dass Sie das Tuch korrekt binden. Ihr Kind muss fest genug gestützt sein, seine Beine beziehungsweise die Hüften sollten in Anhock-Spreizhaltung sein, sein Gesicht frei sein, um atmen zu können, und Sie sollten es so hoch tragen, dass es in der sogenannten Kopfkusshöhe ist. Ich sehe immer wieder frischgebackene Eltern, die Ihr Kind im Tuch in einer Wiegehaltung tragen. Tragen Sie Ihr Kind besser aufrecht, Bauch an Bauch, der Tuchstoff sollte von Kniekehle zu Kniekehle reichen und Babys Köpfchen etwas unter Ihrem Kinn sein. Sie können sich auch von einer Trageberaterin zeigen lassen, wie Sie Ihr Kind korrekt tragen.

Wenn Sie Ihr Baby tagsüber gern im Tuch schlafen lassen, tun Sie das, auch täglich. Kommen Sie irgendwann an einen Punkt, an dem es Ihnen zu viel wird, können Sie diese Routine auch dann ändern.

Möchten Sie Ihr Kind nicht die nächsten 6 bis 18 Monate tagsüber bei jedem Schläfchen im Tuch tragen, sollte es wenigstens eine Schlafphase pro Tag in seinem Bett verbringen, damit es diesen Ort als vertrauten, gemütlichen Schlafplatz kennenlernt. Lesen Sie hierzu auch Kapitel 14 »Einschlafrituale« (Seite 186).

Manchmal will ein Kind einfach nicht schlafen – auch wenn es ihm gut tun würde! Wenn Sie gegen Ende der zufriedenen Wachphase sowohl die Uhr als auch Ihr Baby und seine Müdigkeitsanzeichen im Blick haben, sollten Sie gut erkennen können, wann es Zeit für ein Nickerchen ist. Manchmal weigert sich das Kind aber beharrlich. Dann kann es helfen, wenn Sie Ihrem Kind die Welt so gestalten, wie es sie aus dem Mutterleib kennt, denn das ist oft ein Schlafgarant.

Das Baby auf der Brust haben oder es in einem Tuch oder eine Trage tragen, hilft. Sie können das unterstützen, indem Sie Babys Wange direkt auf Ihre Brust legen, Haut an Haut. Sowohl Hautkontakt als auch Ihr Herzschlag sind wunderbar beruhigend.

Eine weitere Idee: Pucken Sie Ihr Baby und legen Sie es in Rückenlage in eine Federwiege, Babyschaukel oder Hängematte, stellen Sie dazu noch weiß-rosa Rauschen an und geben Sie Ihrem Kind den Nuckel, wenn es ihn gewöhnt ist – diese Mischung kann Ihrem Kleinen bei seinem Nickerchen helfen.

Und dann habe ich noch eine Methode, die vielen Tagschlafverweigerern ge-

holfen hat und die man auch noch gut wieder abgewöhnen kann. Holen Sie den Kinderwagen in die Wohnung. Fahren Sie damit herum, bis das Baby schläft. Das klappt sogar in einer kleinen Wohnung: Fahren Sie einfach über eine kleine Unebenheit, zum Beispiel eine Türschwelle, vor und zurück, denn das unterstützt den einschläfernden Effekt. Sobald Ihr Kind schläft, stellen Sie den Kinderwagen für das restliche Nickerchen in Ihrer Nähe ab (lassen Sie es nicht unbeaufsichtigt). Bewegt sich Ihr Baby und gibt Geräusche von sich, bevor es ausreichend geschlafen hat, gehen Sie einfach noch etwas umher oder wippen Sie den Kinderwagen. Mit meinem Enkel habe ich das regelmäßig gemacht. Der Kinderwagen stand direkt neben meinem Schreibtisch, einen Fuß hatte ich auf einem Rad. Er schlief, ich schrieb. Wenn er sich regte, wippte ich mit dem Fuß. Und wenn er ausgeschlafen hatte, war Oma direkt da und bereit zum Spielen.

Wenn Ihr Kind etwas älter ist und an ein ausgedehntes Nickerchen im Kinderwagen gewöhnt ist, können Sie es langsam an sein Bettchen gewöhnen, wenn Sie möchten. Zunächst stellen Sie den Kinderwagen direkt neben das Babybett (entweder bleiben Sie dabei oder sind über ein Babyphone mit einem Ohr bei Ihrem Kind), im nächsten Schritt lassen Sie Ihr Kind im Kinderwagen einschlafen, legen es dann aber ins Bett. Schließlich versuchen Sie, ob es auch direkt im Bett einschläft. Machen Sie es so gemütlich wie möglich, mit einem weichen Bettlaken aus Flanell oder Jersey und weißem Rauschen im Hintergrund. Schritt für Schritt kann es klappen.

Keine langen, späten Nickerchen

Schläft Ihr Baby am späten Nachmittag oder frühen Abend noch lange, bleibt dann ewig auf und will abends einfach nicht ins Bett, können Sie diese späten Nickerchen verkürzen. Das klingt manchmal viel einfacher als es ist. Ist man selbst schon vollkommen übermüdet und hat noch zig Dinge zu erledigen, ist es sehr verführerisch, den langen Tagschlaf des Babys zu nutzen. Auf kurze Sicht ist das zwar hilfreich, doch es wirkt sich eben auch auf Babys Nachtschlaf aus, was es für Sie wiederum schwieriger macht, am nächsten Tag wach und fit zu sein. Außerdem dauert es dann insgesamt länger, bis

Frage der Testeltern

Meine Tochter interessiert sich immer mehr für ihre Umwelt. Selbst wenn sie müde ist und beinahe einschläft, sieht sie im letzten Moment noch etwas, das sie interessiert – die Augen gehen auf, der Kopf fährt hoch und sie ist wieder hellwach.

Meine Antwort

Babys müssen nun einmal die Welt erkunden. Und manche nehmen diese Aufgabe so ernst, dass sie keine Minute mit so etwas Nebensächlichem wie Schlafen verschwenden wollen. Ein neugieriges Kind bringen Sie eher zum Schlafen, wenn Sie alle Ablenkungen vermeiden. Legen Sie es in einem abgedunkelten Zimmer schlafen, tragen Sie es in einem Tuch oder auf dem Arm in einem langweiligen Flur umher oder setzten Sie sich mit ihm in ein dunkles Zimmer, wo es nichts als blanke Wände sehen kann. Geräusche können Sie durch Summen oder weißes Rauschen überdecken.

sich das Kind an kurze Tagschläfchen und längeren Nachtschlaf gewöhnt.

Das ist eine der wenigen Situationen, in denen es in Ordnung ist, ein schlafendes Baby zu wecken. Hat Ihr Kind mehr als drei oder vier Stunden am Nachmittag oder Abend geschlafen, wecken Sie es liebevoll aber bestimmt auf und halten Sie es einige Zeit wach. Spielen Sie mit ihm, wenigstens zwanzig bis dreißig Minuten. Es muss keine ausgelassene, wilde Spielzeit sein, aber Ihr Kind sollte wenigstens richtig wach sein, bevor es dann wieder ins Bett geht.

Um zu erkennen, ob ein Tagschlaf zu spät ist, sehen Sie sich die Tabelle auf Seite xx an und dort besonders die Angaben zur zufriedenen Wachzeit.

Achten Sie darauf, wie lange Ihr Baby üblicherweise zwischen seinen Schlafphasen wach ist, wobei es normal ist, dass Kinder nach einem längeren Schlaf auch länger wach sind. Wenn Ihr drei Monate altes Kind normalerweise zwei bis drei Stunden am Stück wach ist und nun, um 16 Uhr, seit drei Stunden schläft, würde ich vorschlagen, dass Sie es wecken, damit es nicht noch nach 19 Uhr hellwach und fit ist.

Manche Neugeborene schlafen tief und fest und würden sich wohl noch nicht einmal von einem Erdbeben wecken lassen. Hier stelle ich Ihnen ein paar Möglichkeiten vor, wie man auch solche Kinder wach bekommt:

- Wecken Sie es aus einer Leichtschlafphase. Diese erkennen Sie daran, dass das Baby Arme, Beine und Gesicht bewegt. Hängen Babys Gliedmaßen schlaff herunter, lässt es sich besonders schwer wecken.
- Wenn es eingepuckt ist, wickeln Sie es aus.
- Stellen Sie das weiße Rauschen aus.
- Halten Sie das Baby aufrecht.
- Reden Sie mit ihm oder singen Sie.
- Führen Sie mit den Armen und Beinen Ihres Kindes sanfte Bewegungen aus.
- Stellen Sie Ihr Baby in der Babyschale oder im Kinderwagen mitten in den Familientrubel. (Lassen Sie es in Ihren Armen weiterkuscheln, wird es nicht so leicht aufwachen.)

Lassen Sie Ihr Baby an Ihrem Alltag teilhaben

Neugeborene verschlafen einen Großteil des Tages. Aber das wird nicht lange so bleiben. Es kann eine kleine Herausforderung sein, seinen Alltag mit einem Baby zu bewältigen, doch sehen Sie Ihr Kind einfach als jemanden an, der Ihnen den ganzen Tag Gesellschaft leistet.

Sie müssen nicht jede Aufgabe dann erledigen, wenn Ihr Kind schläft. Lassen Sie das Baby einfach von Anfang an an Ihrem Alltag und ihren Aufgaben teilhaben. Schließlich beobachten Kinder gern und lernen durch Nachahmen – und Sie sind der wichtigste Lehrer für Ihren kleinen Schatz. Er wird sich freuen, zu Ihrem Alltag dazuzugehören, und Sie werden seine Gesellschaft zu schätzen wissen.

9. Saugreflex und Saugbedürfnis

Babys werden mit einem unglaublich starken Saugreflex geboren, der wohl ihr wichtigster Reflex ist, denn nur durch ihn können sie trinken.

In den ersten drei bis sechs Monaten verdoppeln die meisten Babys ihr Geburtsgewicht, und das nur durch flüssige Nahrung und einen Magen, der zu Beginn nicht mehr als einen Teelöffel fasst. Um zu überleben, müssen sie regelmäßig trinken. Das Saugbedürfnis ist ein nicht zu verhindernder Instinkt.

Darüber hinaus baut ein Kind durch Saugen auch Stress ab und entspannt. Die meisten Babys brauchen das Beruhigungssaugen zwischen den Mahlzeiten, und manchmal kann man sogar ein schlafendes Kind dabei beobachten, wie es Saugbewegungen macht. Saugen ist für Babys die effektivste Art, sich zu beruhigen. Es setzt beruhigende Hormone frei, die für Entspannung, Schläfrigkeit und schließlich auch Schlaf sorgen. Zusammen mit den warmen, kuscheligen, gemütlichen Armen von Mama oder Papa ergibt das eine Mischung, bei der man einfach einschlafen muss.

An Brust oder Flasche einschlafen

Trinken ist harte Arbeit für Ihr Neugeborenes! Es verlangt seine ganze Aufmerksamkeit und Konzentration und dauert einfach seine Zeit. Allein deshalb schläft es wahrscheinlich erschöpft dabei ein. Ein Baby davon abzuhalten, beim Saugen müde zu werden, ist quasi unmöglich,

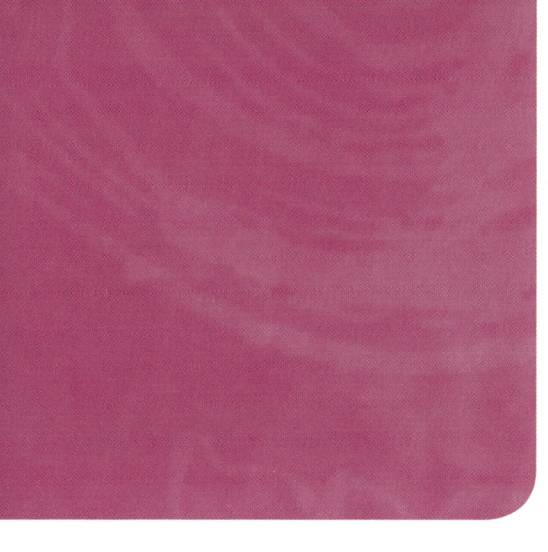

Wenn Sie stillen, ist es sogar noch unsinniger, das Stillen vom Schlafen zu entkoppeln, denn beides gehört einfach zusammen. Ein Stillen-spielen-schlafen-Intervall ist fast unmöglich, denn Neugeborene leben meist in einer Abfolge von: stillen, schlafen, stillen, spielen, beim Stillen einschlafen und aufwachen, stillen-stillen-stillen, schlafen, stillen, spielen, stillen-stillen-stillen, schlafen und noch einmal von vorn (die Reihenfolge kann variieren).

Etwa 80% aller Neugeborenen schlafen bei den meisten Stillmahlzeiten ein! In den ersten ein bis zwei Monaten werden Sie sehr häufig und lange stillen, deshalb ist es mir so wichtig, dass Sie verstehen, dass es völlig normal ist, wenn ein Baby beim Stillen einschläft. Stillen ist für ein Kind mehr als nur Nahrungsaufnahme. Es hilft ihm auch beim Einschlafen. Dennoch können Sie im Laufe der Wochen ein Muster erkennen, das Ihnen auch in den kommenden Monaten helfen wird.

erst recht beim Stillen, denn Muttermilch enthält schlaffördernde Substanzen.

Bei einigen Schlafmethoden wird empfohlen, Stillen/Füttern und Schlafen voneinander zu trennen, indem dazwischen eine Spielzeit eingeschoben wird. Ich empfehle noch nicht einmal, dass Sie das versuchen, denn dann müssten Sie gegen das natürliche Verhalten Ihres Babys kämpfen. Es könnte völlig durcheinander sein, wenn Sie es für eine Spielzeit wecken, obwohl es gerade friedlich schlummert. Und auch Ihr eigener Instinkt kann ganz schön durcheinander geraten, wo Sie doch gerade dabei sind, die Schlaf- und Hungerzeichen Ihres Kindes zu entschlüsseln.

Vom höchsten Glück zum vielleicht größten Problem

Wie gesagt stillen, trinken und nuckeln Neugeborene sehr, sehr viel. Es ist absolut natürlich, dass sie einschlafen, während sie an der Brust, einer Flasche oder einem Nuckel saugen. Es lässt sich kaum verhindern! Passiert das aber auch noch nach dem ersten oder zweiten Monat, dass es nur so für jeden Tagschlaf und bei jedem nächtlichen Aufwachen einschläft, verbindet es nuckeln mit einschlafen. Das ist zwar nichts Schlechtes, aber im Laufe der Zeit kann es passieren, dass

Einschlafstillen ist okay

Wenn es Ihnen nichts ausmacht, dass Ihr Baby für jedes Tagschläfchen und auch nachts immer an der Brust einschläft, dann stillen Sie es ruhig in den Schlaf. Das hat keine Risiken für Ihr Kind, und solange Ihr Kind glücklich und gesund ist und Sie zufrieden sind und genügend Schlaf bekommen, um den Tag zu überstehen, genießen Sie einfach diese kostbare Phase, die vorübergehen wird. Ich schlage Ihnen trotzdem vor, dieses Kapitel zumindest zu überfliegen und es später genauer zu lesen, wenn Sie an diesem Arrangement etwas ändern wollen.

das Kind anders gar nicht mehr in den Schlaf findet. Mit diesem Problem haben zahlreiche Eltern von älteren Babys und Kleinkindern zu kämpfen, die nachts alle ein bis zwei Stunden aufwachen und so in den Schlaf begleitet werden wollen. Das Kind kann nicht mehr einschlafen, ohne die Brust im Mund zu haben. Dann entsteht nach der Neugeborenenzeit ein Kampf um die natürliche und effektive Assoziation »Nuckeln = Schlafen.«

In diesem Kapitel geht es mir darum, dass Sie eine gute Balance finden: einerseits die natürlichen Bedürfnisse Ihres Babys zu respektieren, andererseits aber auch einen Blick auf bessere Schlafmuster für die Zukunft zu haben.

Mein sanfter Plan, das Einschlafnuckeln zu ersetzen

Ja, es gibt solche Neugeborene, die immer nur an Brust oder Flasche einschlafen und dann dennoch gut und lange schlafen. Solche Kinder entwöhnen sich allein von dieser Einschlafassoziation, ganz natürlich und problemlos. Das ist aber eher die Ausnahme, und falls Sie nicht eine Kristallkugel besitzen, kann ich Ihnen auch nicht sagen, ob Ihr Kind dazugehört.

Damit Sie nicht bis zum ersten oder gar zweiten Geburtstag mit einer starken »Einschlafnuckeln«-Assoziation zu kämpfen haben, sollten Sie sich meinen Plan zu Gemüte führen und ihn ausprobieren. Damit Ihr Kind gar nicht erst eine so starke Einschlafnuckeln-Assoziation bildet, ohne die es gar nicht mehr in den Schlaf findet. Denn dann lässt sich so ein Verhalten nur schwer abgewöhnen. Das Schöne an meiner Vorgehensweise ist, dass das aktuelle Bedürfnis des Neugeborenen, sich in den Schlaf zu nuckeln, respektiert wird.

Das Prinzip meines Plans ist ganz einfach: Wenn Sie möchten, dass Ihr Baby manch-

mal auch ohne Ihre Hilfe einschlafen kann, ist es unabdingbar, dass Sie es manchmal nur so lange an der Brust nuckeln lassen, bis es müde, aber noch nicht eingeschlafen ist.

Das Ersetzen funktioniert so: Nach den ersten Wochen und nachdem sich das Stillen eingespielt hat, nehmen Sie Ihr Baby bei mindestens einem Drittel aller Stillmahlzeiten von der Brust oder von der Flasche, wenn es satt ist, aber noch nicht ins Nuckeln verfallen ist (auch non-nutritives Saugen oder Beruhigungssaugen genannt). Bevor es jegliche Körperspannung verliert und wegdöst, lösen

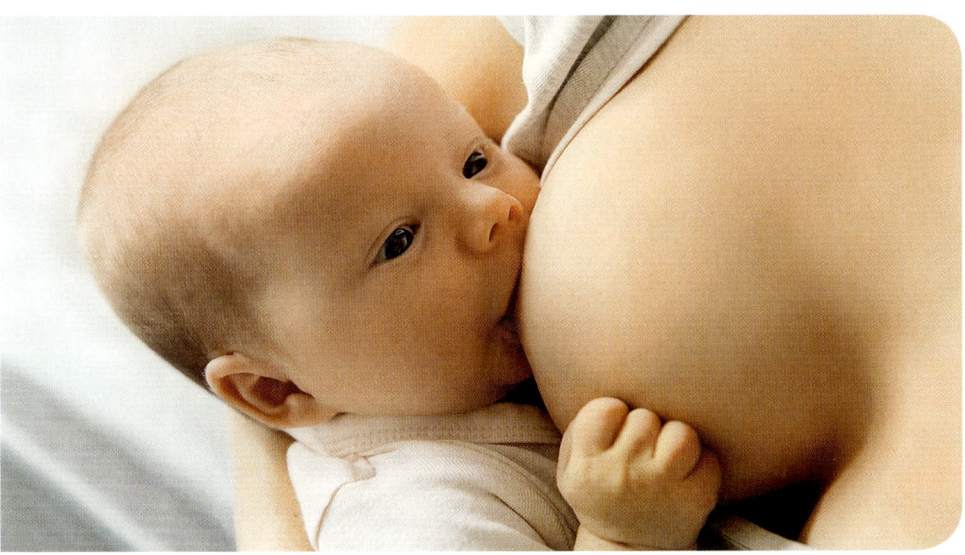

Sie es von Brust oder Flasche. (Bekommt Ihr Baby zum Schlafen einen Schnuller, können Sie ihn auch hier einsetzen.)

Wenn Sie möchten, dass Ihr Baby alleine schläft, können Sie es in sein Bettchen legen und dort einschlafen lassen. Lesen Sie dazu auch Kapitel 14 »Einschlafrituale (Seite 186).« Sehr wahrscheinlich müssen Sie ihm dabei helfen, durch sanftes Klopfen, Streicheln, Rütteln oder beruhigende Geräusche. Doch wenn Ihr Kind ohne Brust oder Sauger im Mund einschlafen kann, merkt es, dass das wirklich funktioniert. Besonders Stillmütter, die ihre Kleinkinder jedes Mal in den Schlaf stillen müssen, weil es anders nicht funktioniert, werden mir bei diesem Ansatz beipflichten.

Haben Sie Geduld!

Jedes Mal, wenn Ihnen dieser Ansatz zu viel und zu schwierig ist, können Sie Ihr Kind sich auch in den Schlaf nuckeln lassen und es einfach beim nächsten Mal erneut versuchen. Manchmal hilft es auch, wenn man eine Woche komplett pausiert. Es geht nicht um den schnellen Erfolg. Ihr Baby merkt, wenn Sie frustriert oder genervt sind und weint dann vielleicht oder es fällt ihm noch schwerer, in den

Schlaf zu finden. Es dauert einfach seine Zeit, ein paar Wochen oder vielleicht auch Monate. Haben Sie Geduld!

Alle Ansätze in diesem Buch können auch wie Puzzlestücke zusammenwirken und ein stimmiges Schlafpuzzle ergeben. Setzen Sie Ihr Wissen um. Sie haben schon so viel über den Neugeborenenschlaf gelernt.

Zum Einschlafen einen Nuckel?

Hat sich das Stillen erst einmal gut eingespielt oder bekommt Ihr Baby ausschließlich die Flasche, können Sie Ihrem Kind als Einschlafhilfe auch einen Schnuller anbieten. Es gibt aktuell keine wissenschaftlichen Belege, dass ein Nuckel für die Gesundheit und Entwicklung eines kleinen Babys problematisch ist. Neue Studien legen nahe, dass er eventuell das SIDS-Risiko senken kann, aber die genauen Zusammenhänge sind noch nicht bekannt. Mittlerweile raten Fachgesellschaften nicht mehr davon ab, bei Kindern bis einem Jahr einen Schnuller zum Einschlafen anzubieten. Er wird jedoch auch nicht generell empfohlen, aber wenn Ihr Baby mit einem Nuckel besser schläft, können Sie ihn nutzen, solange dadurch nicht das Stillen beeinträchtigt wird. Gesunden, reif geborenen Stillkindern sollte frühestens dann ein Schnuller angeboten werden, wenn das Stillen seit mindestens 6 Wochen problemlos klappt.

Wissenschaftler und Stillberaterinnen sind sich einig, dass mehr Forschung nötig ist, bevor man genauere Empfehlungen geben kann, denn bei manchen Kindern kommt es durch den Nuckel zu einer verkürzten Stillzeit. Einige Experten sind der Meinung, dass ein Stillkind, das neben der Mutter schläft und regelmäßig zum Stillen aufwacht, denselben Schutz vor SIDS hat, doch aktuell sind es eher Thesen als handfeste Beweise. Halten Sie sich also auf dem neuesten Stand und entscheiden Sie für sich, ob Sie Ihrem Baby einen Schnuller anbieten möchten.

Einen Nuckel sicher nutzen Experten empfehlen Eltern, die einen Nuckel nutzen möchten, diesen mit Bedacht einzusetzen, was bedeutet, ihn nur zu bestimmten

Einschlafnuckeln ist okay – aber nicht immer!

Genießen und akzeptieren Sie, dass Ihr Baby sich in den Schlaf nuckelt, aber achten Sie darauf, dass es auch anders in den Schlaf findet. Sonst wird es später umso schwieriger.

Damit es nicht vom Nuckeln abhängig wird, sollte es sowohl tagsüber als auch nachts hin und wieder ohne Brust oder Flasche im Mund einschlafen. Die AAP schlägt vor, dann eventuell einen Schnuller anzubieten. (Aber sobald er aus Babys Mund gefallen ist, sollten Sie ihn nicht wieder zurückschieben.)

Machen Sie sich nicht zu viel Stress, denn Neugeborene schlafen nun mal schnell und häufig beim Nuckeln ein. Achten Sie einfach darauf, dass es nicht jedes Mal passiert, denn ein häufiges Problem bei Kindern über vier Monate ist die Einschlafnuckeln-Assoziation.

Ist Ihr Baby bereits älter als vier Monate und hat sich daran gewöhnt, nur an Brust oder Flasche einzuschlafen, finden Sie dafür weitere Informationen und Ideen zum Abgewöhnen in meinem Buch »Schlafen statt Schreien. Das liebevolle Einschlafbuch.«

Zeiten anzubieten, beispielsweise zum Einschlafen, während des Autofahrens und bei Schreiphasen des Kindes. Er sollte kein ständiger Begleiter sein. Wichtig ist außerdem:

- Setzen Sie einen Nuckel niemals ein, um eine Mahlzeit zu ersetzen oder hinauszuzögern. Manche Babys stillen stündlich, das ist schlichtweg ihr Bedürfnis. Bei keinem Kind, aber erst recht nicht bei Neugeborenen, sollte durch den Schnuller eine Still- oder Flaschenmahlzeit hinausgezögert werden.
- Der Schnuller sollte nicht das Mittel der Wahl sein, wenn Sie Ihr weinendes Baby beruhigen wollen. Halten, tragen, wiegen Sie es zunächst oder singen Sie.
- Führen Sie den Nuckel langsam ein, ganz im Tempo des Babys.
- Befestigen Sie ihn niemals mit einer Schnur, einem Band oder ähnlichen Dingen am Baby oder am Bettchen.
- Benutzen Sie nur saubere Schnuller. (Reinigung in der Geschirrspülmaschine.)
- Bieten Sie einen Nuckel zum Einschlafen an, aber stecken Sie ihn nicht wieder in Babys Mund, wenn es eingeschlafen und er herausgefallen ist.

Daumen und Finger Ist Ihr Baby etwas älter, findet es vielleicht auch seinen Daumen oder seine Finger, um sich daran in den Schlaf zu nuckeln. Schläft es so ein, ist das etwas völlig anderes als an Flasche, Schnuller oder Brust. Ihr Kind kann sich selbst beim Einschlafen helfen. Es ist nicht abhängig von anderen Personen, die es nachts alle paar Stunden wieder in den Schlaf begleiten müssen.

Es gibt unterschiedliche Meinungen, ob Daumennuckeln eine gute oder schlechte Angewohnheit ist, aber die meisten Experten sind sich einig, dass es in den ersten Monaten nicht nachteilig ist. Eine Herausforderung besteht darin, dass manche Kinder sich dieses Verhalten nicht von selbst abgewöhnen und Sie eventuell eingreifen müssen, wenn sich das Nuckeln auf Zähne, Kiefer und Sprachentwicklung auswirken könnte. Aber darüber müssen Sie sich in der Neugeborenenzeit noch keine Gedanken machen.

>> *Ein Nuckel kann hilfreich sein, wenn er mit Bedacht bei Babys mit starkem Saugbedürfnis eingesetzt wird und zwar nur zusätzlich zu menschlicher Nähe, nicht als Ersatz.* <<

Dr. William Sears, Autor von »Schlafen und Wachen«

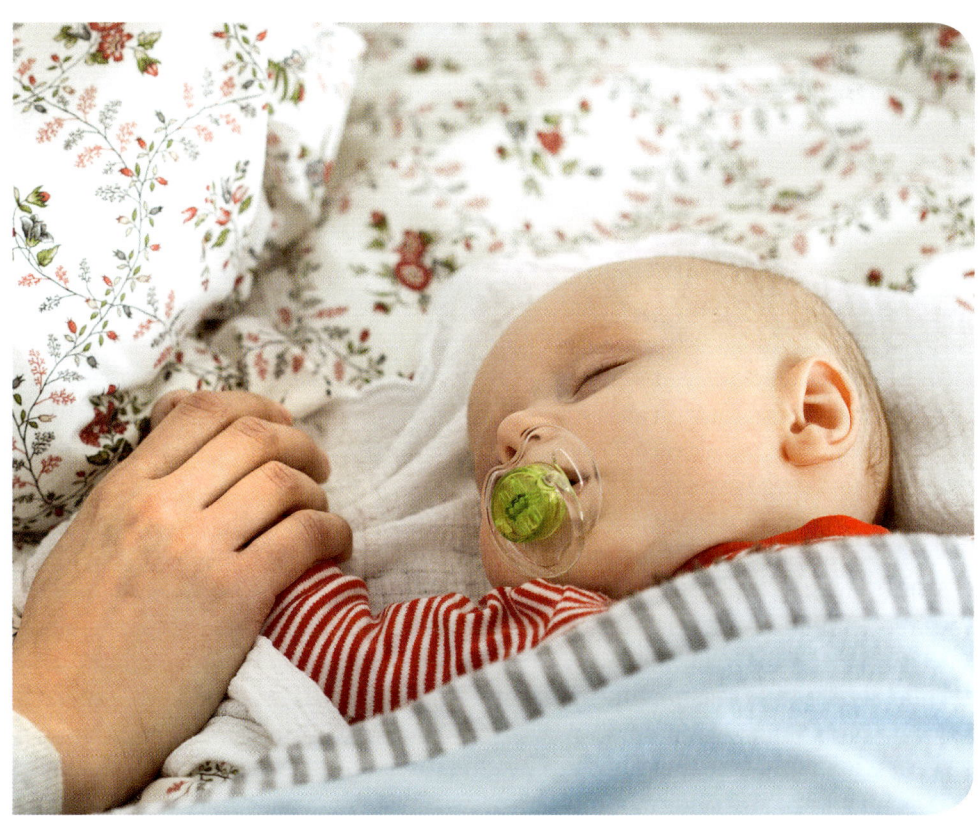

10. Babys eigenes Bett

Auf dem Wunschzettel werdender Eltern stehen Kinderbett, Wiege oder Stubenwagen ganz oben. Die meisten Familien haben ein Bettchen, bevor das Baby kommt.

Sie richten alles schön her und stellen sich vor, wie das Kind friedlich darin schläft, während sie es ganz verliebt dabei beobachten.

Etliche Familien gehen diesen Weg und lassen Ihr Baby von Geburt an ausschließlich im eigenen Bett im eigenen Zimmer schlafen – und stehen dafür nachts auch siebenmal auf, um vom Schlafzimmer ins Kinderzimmer zu tappen und dort zu stillen, zu füttern oder das Baby zu versorgen. Trifft das auf Sie zu, brauchen Sie dieses Kapitel gar nicht. Sorgen Sie aber für eine sichere Schlafumgebung. Auch wenn Ihr Neugeborenes im eigenen Zimmer schläft, werden Sie es nachts mehrmals zum Stillen oder Füttern aus

dem Bettchen nehmen. Bitte denken Sie daran, dass es sehr gefährlich ist, mit dem Baby auf einem Schaukelstuhl, Sofa oder Sessel einzuschlafen. Bleiben Sie wach, bis Ihr Kleines wieder im Bett liegt. Wenn Ihr Kind sich irgendwann nicht mehr friedlich zurücklegen lässt, können Sie gern auf dieses Kapitel zurückkommen.

Bei all den anderen Eltern läuft es meist so ab: Sobald das Baby auf der Welt ist, finden sich in dem schönen Bettchen oder Stubenwagen nur noch Kuscheltiere oder der Windelvorrat. Nämlich dann, wenn Mama und Papa merken, wie unglaublich schön es ist, mit einem Neugeborenen zu kuscheln oder es direkt neben sich liegen zu haben und wie vehement es

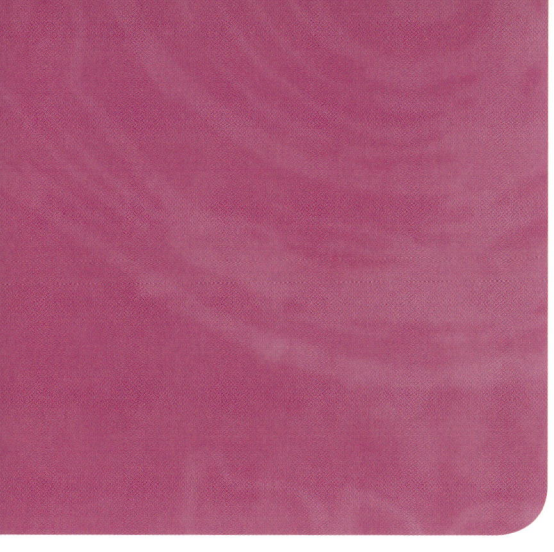

gewöhnen sollte, auch wenn das nicht der Hauptschlafplatz ist. Lesen Sie einfach weiter.

Wo Neugeborene schlafen wollen

Wenn Ihr Neugeborenes wählen dürfte, würde es in Ihren Armen, einem Trage-tuch oder direkt neben Ihnen schlafen, bei jedem Tagschlaf und die ganze Nacht hindurch. Ihr Baby ist nämlich ein schlau-es Kerlchen. Wie könnte man diese Wär-me und Sicherheit der liebevollen Arme, die Geborgenheit des vertrauten Herz-schlags und diese leckere, beruhigende Milch, erst recht, wenn sie aus Mamas Brust kommt, nicht mögen? Alle Instinkte sagen ihm, dass der gemütlichste und si-cherste Schlafplatz bei den Erwachsenen ist, die sich um es kümmern, also will es genau dort sein.

Und auch Ihre eigenen Instinkte zeigen Ihnen den Weg. Es gibt nichts, wirklich nichts so Süßes und Entzückendes wie ein Neugeborenes, das in Ihren Armen oder neben Ihnen einschläft. Schläft Ihr Baby in Ihren Armen ein, atmen Ihre Hormone erleichtert und zufrieden auf. Ich habe alle meine vier Kinder, meinen

sich weigert, ins Bett gelegt zu werden. Auch wenn Sie glauben, dass Sie nicht auf so ein zerknautschtes, verschmustes Neu-geborenes hereinfallen, ist es gar nicht so unwahrscheinlich, dass Sie Ihre Meinung ändern, sobald sich der Nachwuchs nicht ins Bett legen lässt. Für all diese Eltern ist dieses Kapitel besonders interessant.

Vielleicht gehören Sie auch zu den Fami-lien, die sich von Anfang an für ein Fa-milienbett entscheiden. Überblättern Sie dieses Kapitel dennoch nicht. Auch wenn Sie davon überzeugt sind und vielleicht auch schon das ältere Geschwisterkind im Familienbett geschlafen hat, gibt es doch Gründe, warum man ein Baby auch an ein Beistellbettchen oder eine Wiege

Enkel und zahlreiche Neugeborene von Freunden für viele, viele Nickerchen im Arm gehalten. Mittlerweile bin ich Profi im einhändigen Tippen. Ich kann quasi alles mit einem schlafenden Baby auf dem Arm machen – und habe es auch getan, zum Beispiel das Softball-Team meiner Tochter trainiert (mit dem Baby als Co-Trainer in einem Tragetuch in Mannschaftsfarben), einen Elternabend geleitet und war sogar mit Baby auf dem Klo. (Dachten Sie etwa, nur Sie machen das?) Irgendetwas hält uns davon ab, ein eingeschlafenes Neugeborenes freiwillig abzulegen.

Bei stillenden Müttern kommt noch dazu, dass das Stillen sowohl Baby als auch Mutter schläfrig macht. Sind beide entspannt und dösen schon halb weg, ist es ganz normal, dass das Baby an der Brust bleibt, beiden die Augen zufallen und sie sich ins Land der Träume begeben.

Ein Hoch auf den (Mutter-)Instinkt!

Viele frischgebackene Eltern hören auf ihr Bauchgefühl und lassen das Baby tagsüber im Arm schlafen und nehmen es nachts mit zu sich ins Bett. Das ist ganz normal und natürlich und wird auf der ganzen Welt so gemacht. Außerdem ist es auch ein viel zu schönes Gefühl, um es sich entgehen zu lassen. Ich möchte Sie ermutigen, es zumindest hin und wieder zu tun und zu genießen. Neugeborene bleiben nicht lange so klein, bald schon tapsen sie wackelig umher, kurz danach fahren sie mit dem Schulbus, und dann dauert es nicht mehr lange, bis sie selbst Auto fahren. Glauben Sie einer Mutter von vier erwachsenen Kindern, wenn sie sagt: Die Tage sind zwar lang, doch die Jahre fliegen an einem vorbei. Einige werden also auf ihren Instinkt, auf ihr Bauchgefühl hören und das Baby in den ersten Monaten bei sich schlafen lassen. Und wenn das zu Ihrer Familie passt, machen Sie ruhig weiter! (Sorgen Sie aber auch im Familienbett für eine sichere Schlafumgebung.) Doch auch Sie werden hin und wieder gerne mal in Ruhe duschen, Sport treiben oder ohne Baby aufs Klo gehen wollen, also können auch Ihnen meine Tipps weiterhelfen.

Haben Sie genug Zeit, Kraft und die Möglichkeit, Ihr Neugeborenes sicher in den Schlaf zu stillen und es nie abzulegen, dann genießen Sie um Gottes Willen diese einzigartige Phase! Aber – und jetzt kommt ein riesiges Aber – ein Baby, das immer in Ihren Armen, an Ihrer Brust oder neben Ihnen schläft, will ... ja, sie ahnen es ... auch immer dort schlafen und wird sich heftig gegen neue Schlafbedingungen wehren.

··

Renee, Mutter von Sören, 5 Monate

Die richtige Lösung ist die, die zu uns passt

>> *Danke, dass Sie mich darin bestärkt haben, auf meinen Mutterinstinkt zu hören und ein Schlafarrangement zu wählen, das zu meiner Familie passt. Ich habe nun das Vertrauen, dass ich mein Kind, sein Schlafmuster und seine Bedürfnisse besser verstehe und weiß, wie ich in unserem Schlafzimmer eine sichere Schlafumgebung schaffe. Dank Ihres Buches wurde die für mich gefürchtete Nacht zu meiner liebsten Tageszeit. Mein Sohn, mein Mann und ich sind jetzt alle viel zufriedener!* <*

··

Nur wenige Mütter und Väter können und wollen ihr Kind überhaupt ein, zwei, drei oder noch mehr Jahre immer in ihren Armen und nachts in ihrem Bett schlafen lassen. Babys brauchen viel mehr Schlaf als Erwachsene. Ich habe mit zahlreichen Eltern gearbeitet, deren Kinder so sehr an Mamas und Papas Anwesenheit im Bett gewöhnt waren, dass die Eltern tatsächlich um 19 Uhr mit dem Kind ins Bett gingen und auch liegenblieben, denn im Laufe der Zeit hat es einen sechsten Sinn dafür entwickelt, wann die Eltern sich aus dem Zimmer schleichen wollen. Auch tagsüber muss ein Elternteil mit dem Kind schlafen oder ein schlaksiges Kleinkind zwei Stunden auf dem Schoß schlafen lassen. Schöner ist es, wenn Sie diese Kuschelschläfchen und das Familienbett mit Ihrem Baby genießen, wenn das für Sie passt, aber Ihrem kleinen Liebling dennoch zeigen, dass es auch alleine schlafen kann. Und da man nie weiß, was die Zukunft bringt, sollten Sie das auch tun, wenn Sie noch nicht glauben, dass Sie es brauchen.

Beistellbett und Stubenwagen für alle

Jeden Tag erhalte ich zahlreiche E-Mails von Eltern, die Fragen zum Kinderschlaf haben. An einigen davon lasse ich Sie jetzt teilhaben. Ich habe schon Tausende genau gleich klingende erhalten. Es geht um eins der großen Themen und Herausfor-

derungen im ersten und zweiten Lebensjahr. Sie sehen gleich, warum ein Baby
von Anfang an Beistellbett, Stubenwagen
oder Kinderbett kennen und lieben sollte – auch wenn Sie vorhaben, ausschließlich im Familienbett zu schlafen.

>> *Mein Sohn ist zehn Wochen alt, und wir haben bereits jetzt wahnsinnige
Schlafprobleme. Bislang hat er nur zweimal im Stubenwagen geschlafen.
Sonst schläft er in meinem Arm oder mit mir im Bett, aber auch dann nur
in Körperkontakt, zum Beispiel auf meiner Brust. Sobald ich ihn versuche
abzulegen, meckert er und weint. Ich brauche unbedingt Ihre Hilfe, denn so
kann es nicht weitergehen.*
*Meine ältere Tochter schlief nur in Körperkontakt. Sobald man sie ins Bett
legte, wachte sie auf. Die ersten beiden Monate schlief sie nur bei mir und
meinem Mann im Arm oder auf meiner Brust, während ich reglos auf dem
Rücken lag und mich keinen Zentimeter bewegte. Das war zwar keine
sichere Schlafumgebung, aber ich war verzweifelt und vollkommen übermüdet.*
*Zwei Kinder, zwei Erfahrungen. Unser erster Sohn wachte jede Nacht vier-
bis fünfmal auf. Er schlief nie ohne uns ein. Daran änderte sich nichts, bis
er ganze zwei Jahre alt war! Bei unserem zweiten Kind haben wir dann
Ihr Schlafbuch gelesen und alles umgesetzt, eben auch, dass das Baby die
Hälfte der Zeit, tagsüber und nachts, im Bettchen schläft. Mit sechs Monaten schlief dieses Kind tatsächlich durch, egal ob im eigenen Bettchen oder
im Familienbett. Beide Kinder sind zufrieden, liebevoll, voller Vertrauen und
sehr sozial. Aber wenn ich die Wahl hätte, würde ich immer den besseren
Schlaf wählen. Also, vielen, vielen Dank!* <<

Ein Tipp für die Zukunft

So herrlich es ist, ein schlafendes Neugeborenes im Arm zu haben und mit
dem Baby gemeinsam im Bett zu schlafen, sollten Sie aber auch in die Zukunft
denken, denn die ersten Monate sind
schnell vorbei und zack, plötzlich schläft
Ihr Einjähriger noch wie ein Neugebore-

nes. So schwer es Ihnen vielleicht fällt, lege ich Ihnen dennoch ans Herz, Ihr Baby wenigstens einmal tagsüber und einmal nachts schlafend in Bettchen, Stubenwagen oder Beistellbett zu legen.

Sie müssen und sollen nicht auf die Freude des gemeinsamen Schlafens verzichten – wenn Sie es mögen – nur eben nicht bei jeder Schlafphase. Eine gesunde Mischung zwischen gemeinsam und getrennt Schlafen ist wohl der beste Weg.

Dwain, Vater von Jaclyn, 2 Monate

Babys Schlafzeit, unsere Paarzeit

>> *Dass wir Jaclyn tagsüber manchmal und die erste nächtliche Schlafphase immer im Bettchen oder in ihrer Federwiege haben schlafen lassen, hat den Durchbruch gebracht. So haben wir auch mal etwas Paarzeit, was für Eltern von vier Kindern ein Riesengewinn für die Partnerschaft ist. Das war unsere beste Idee seit der, ein Baby zu bekommen.* <<

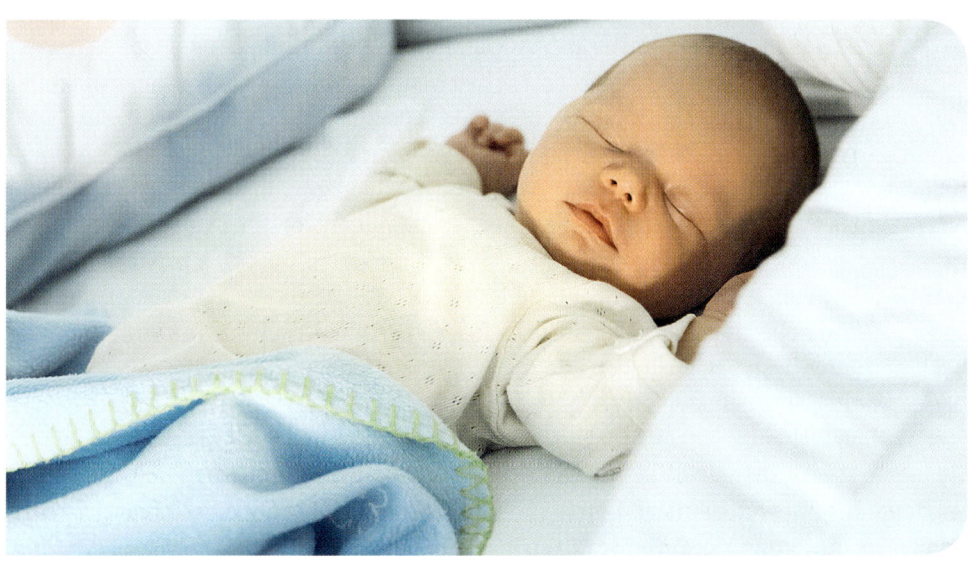

Mein Vier-Punkte-Plan

Nachdem Sie nun wissen, warum Ihr Baby daran gewöhnt werden sollte, alleine zu schlafen, egal ob manchmal, immer oder nur ab und zu, sollten wir darüber sprechen, wie das gelingen kann. Sie können alle Punkte umsetzen oder nur die, die Ihnen zusagen. Egal, was Sie machen, es ist immer gut, einen Plan zu haben. Ein Baby in sein Bettchen zu legen und es dort weinen zu lassen, klingt in meinen Ohren nach keinem guten Ansatz.

Entscheiden Sie mit Bedacht

Jetzt wird es knifflig. Ihr Neugeborenes ist einfach so niedlich, dass man es gar nicht ablegen will. Doch dann, plötzlich, haben Sie ein Kleinkind, das immer noch nur in Körperkontakt schläft oder sich schlichtweg weigert, überhaupt schlafen zu gehen. Das kann man dann zwar noch ändern, aber ein Kleinkind lässt sich schwerer vom eigenen Bett überzeugen, wenn es bis dahin ausschließlich bei Ihnen geschlafen hat. Sie lieben aber dieses gemeinsame Schlafen im Körperkontakt und wollen es beibehalten, bis es Sie irgendwann einmal stört? Dann tun Sie das und blättern Sie einfach zu diesem Kapitel zurück, wenn Sie soweit sind, um meine Anregungen nachzulesen (denn mit dieser Einstellung sind Sie nicht allein). Wenn Sie sich das anstrengende Abgewöhnen im Kleinkindalter ersparen wollen, lesen Sie sich meinen Vier-Punkte-Plan durch, wie Sie Ihr Baby an sein eigenes Bettchen gewöhnen.

1. Ein gemütliches, warmes Bett

Das Wichtigste zuerst: Sorgen Sie für ein kuscheliges, gemütliches Bettchen oder Beistellbett für Ihr Baby. Viele scheinbar tolle Babybetten sind erschreckend ungemütlich. Die Matratze sollte nicht bretthart sein (was sie leider oft ist). Investieren Sie dann in eine bessere Matratze oder eine exakt passende Matratzenauflage, die zwar stabil, aber weich ist. Die Matratze sollte genau in das Bettchen passen, damit es keine Lücken oder Ritzen gibt, in denen sich das Baby einklemmen könnte. Benutzen Sie weiche Bettbezüge (aus Jersey oder Flanell). Stellen Sie das Bettchen in Ihr Schlafzimmer, möglichst nah an Ihr Bett, damit Ihr Kind Sie sehen und hören kann.

Klein genug Viele Neugeborene fühlen sich in einem großen, leeren Bettchen nicht wohl. Ein kleinerer Stubenwagen, ein Beistellbett oder eine Babyhängematte sind gute Alternativen.

Es gibt extra Beistellbettchen, auch Babybalkon oder Babybay genannt, die man direkt an die Längsseite des Elternbettes anstellt, was beim nächtlichen Stillen und Beruhigen des Kindes hilfreich ist. Das Kind ist nur wenige Zentimeter entfernt, aber es liegt in seinem eigenen Bettchen. Manche Beistellbetten lassen sich später auch zum vollwertigen Kinderbett umbauen. Das kann Ihrem Baby helfen, mit seinem eigenen Bett in sein eigenes Zimmer umzuziehen (ab einem Alter von 6 bis 12 Monaten). Der Übergang kann langsam erfolgen: Erst steht das Bettchen im Elternschlafzimmer, aber weiter vom Elternbett weg, wenn das klappt, kann es ins Kinderzimmer gestellt werden.

Haben Sie ein größeres Kinderbett, kann eine Begrenzung nützlich sein. Man findet Sie in Babyfachmärkten oft für Zwillinge, um beide Kinder mit einer Begrenzung im selben Bettchen schlafen zu lassen. Kaufen Sie nur Produkte, die die Sicherheitsvorschriften erfüllen und die keine Lücken im Bett lassen. Ihr Baby kann dann in einer kleinen, gemütlichen Ecke des Bettchens schlafen und gewöhnt sich an sein Bett. Es fällt ihm dann leichter, auch in diesem Bett zu schlafen, wenn es größer ist.

Babybetten gibt es wie Sand am Meer. Schauen Sie sich einfach einmal um.

Schaffen Sie ein Nest Neun Monate schwebten Babys schwerelos in Embryonalhaltung – kein Wunder, dass sie nicht gerne ausgestreckt in Rückenlage auf einer festen Unterlage liegen. Aber gerade das ist eine wichtige Prävention vor dem plötzlichen Kindstod. Wenn Ihr Neugeborenes nur in Ihren Armen oder in einem Tragetuch gut schläft, spielt diese Abneigung gegen die Rückenlage auf einer festen Matratze mit hinein.

Was bei etlichen Neugeborenen gut klappt: der Tagschlaf in einer Wiege oder einem Kinderwagen mit flacher, fester Liegefläche. (Nutzen Sie keine Sitzposition und auch keine Sitze, denn bei schlafenden Kindern fällt der Kopf nach vorn, weshalb die Atmung erschwert wird.) Das sollten Sie aber nicht bei jedem Tagschlaf machen und auch nur, wenn Sie die ganze Zeit bei Ihrem Baby bleiben. Ich selbst habe mein schlafendes Enkelkind gern neben meinem Schreibtisch geparkt, sodass ich gleichzeitig arbeiten und ein Auge auf es haben konnte.

Eine sichere Variante ist auch eine Baby-hängematte. Ihr Baby liegt im Tuch, die dreidimensionalen, sanften Bewegungen erinnern an die Zeit im Mutterleib. Baby-hängematten haben nur einen geringen Winkel, sodass die Kinder annähernd flach, mit etwas erhöhtem Kopf liegen. Sie sind entweder an der Zimmerdecke befestigt oder an einem stabilen Gestell und werden von Babys sanften Bewegungen oder von Ihnen geschaukelt. Besonders Babys, die mit Reflux, Koliken oder Schreiattacken zu kämpfen haben, fühlen sich hier meist wohl. Ebenso Kinder, die nicht gern auf dem Rücken liegen, Frühgeborene und Kinder mit besonde-

Frage der Testeltern

Darf ich mein Baby in der Wohnung auch im Autokindersitz, einer Wippe oder einem Stillmond schlafen lassen? Es schläft dort so viel besser als in seinem Bettchen.

Meine Antwort
Dort schlafen zwar viele Babys gut, aber die Antwort ist ein klares Nein, denn es wäre zu riskant. Wenn Ihr Kind beim Autofahren einschläft, okay, aber eine Babyschale ist kein sicherer Schlafplatz für zu Hause. Eine sitzende Schlafposition ist für Neugeborene generell ungeeignet, da es sich zusammensacken und so schlechter atmen könnte. Zahlreiche Studien belegen auch, dass eine halb aufrechte Position für die Wirbelsäule belastend ist. Darüber hinaus ist die Gefahr eines flachen Hinterkopfes größer, je mehr Zeit Babys schlafend oder wach in Babyschalen und anderen Kinderschalen verbringen.

Jegliche Kissen, egal ob Kopfkissen, Sofakissen oder Stillkissen stellen auch eine potenzielle Erstickungsgefahr dar. Selbst wenn Sie »eigentlich« dabei sind, passiert so etwas schneller, als man denkt. Sie könnten einschlafen (denn vermutlich sind Sie erschöpft) oder vielleicht auch nur »kurz« einen Tee holen, ans Telefon oder auf die Toilette gehen. Besser ist es, Ihr Baby entweder in Ihren Armen oder in einem Tragetuch schlafen zu lassen oder es in sein Bettchen, eine Wiege oder das Familienbett zu legen.

ren Bedürfnissen. In einer Hängematte wird der Hinterkopf nicht platt gedrückt. Es gibt viele unterschiedliche Modelle. Sehen Sie sich um, lesen Sie Kundenbewertungen und besprechen Sie es mit Ihrem Kinderarzt.

Ein kleiner Wermutstropfen: Manche Babys gewöhnen sich so sehr an diesen Schlafplatz, dass sie auch später ungern flach in ihrem Bett liegen. Aber in der Zwischenzeit haben sie einige Monate schöne, lange Tagschläfchen, bevor Sie sich um dieses Problem kümmern müssen.

Temperatur Ein kaltes Bettlaken ist eine unschöne Begrüßung für ein Baby, das in den warmen Armen von Mama oder Papa eingeschlafen ist. Flanell oder Fleece fühlen sich angenehmer an als reine Baumwolle. Kaufen Sie Bettbezüge oder Spannbettlaken in der für die Matratze passenden Größe. Manche Eltern wärmen das Bettchen mit einer Wärmflasche, einem Handtuch aus dem Trockner oder einer warmen Decke vor, die sie erst wegnehmen, wenn das Baby ins Bettchen gelegt wird. (Prüfen Sie vorher mit dem Unterarm die gesamte Liegefläche bezüglich der Temperatur. Legen Sie Ihr Baby niemals auf eine Wärmequelle.)

Auch die Raumtemperatur sollte optimal sein. Nicht zu warm, nicht zu kalt. Ihr Baby sollte bequem angezogen oder ordentlich gepuckt sein.

2. Die erste Nachtschlafphase im eigenen Bettchen

Ein einladendes Bettchen gibt es nun, jetzt ist es an der Zeit, zum Praxistest überzugehen. Egal wo Ihr Baby schlafen soll, ich empfehle, das Folgende auszuprobieren, sobald Sie mit Ihrem Kind ein paar Tage zu Hause sind oder spätestens in den ersten Lebenswochen. Einfach deshalb, weil Sie sich später zwar problemlos in die Richtung umentscheiden können, dass Ihr Kleines ausschließlich bei Ihnen und im Familienbett schläft, es aber andersherum wirklich sehr schwer werden kann.

Zu Beginn schlage ich folgende Schlafroutine vor: Stillen oder füttern Sie das letzte Mal vor dem Einschlafen auf einem Stuhl oder dem Sofa, jedoch nicht in dem Zimmer, in dem das Kind schläft. Achten Sie darauf, dass Ihr Kleines entspannt ist und döst oder ganz eingeschlafen ist. Dann legen Sie es für die erste nächtliche Schlafphase in sein Bettchen, eine Wiege oder das Beistellbett. Das passiert irgendwann nach 18 Uhr, wenn Ihr Baby Ihnen ganz klar zeigt, dass es müde ist. Da das recht früh ist, haben Sie dann Zeit, etwas im Haushalt zu erledigen, einen Film zu schauen oder ein paar Minuten für sich zu haben, bevor Sie selbst schlafen gehen. Bleiben Sie entweder in dem Zimmer, in dem das Baby schläft, oder seien Sie über ein Babyphone mit einem Ohr bei ihm. Neugeborene sollten beim Schlafen nie länger alleine sein.

Ist Ihr Baby noch sehr klein oder stellen Sie die Einschlafroutine gerade erst um, kann es passieren, dass es nach dem Ablegen nur fünf oder zehn Minuten weiterschläft. Vielleicht müssen Sie auch bei ihm bleiben, es streicheln, tätscheln oder es anderweitig beruhigen, damit es nicht wach wird. Es ist in Ordnung, wenn Ihr Kleines sich bewegt, schnaubt, das Gesicht verzieht oder nach Ihnen schaut. (Aber man sollte ein Neugeborenes nie, wirklich niemals weinen lassen!) Ihr Baby sagt damit nur: »Was soll das denn? Ich bin müde. Warum darf ich nicht bei dir bleiben? Wo bin ich hier? Wie um alles in der Welt soll ich denn hier schlafen?« Doch das findet es schnell heraus: »Ach, mein Bettchen ist ja sogar ganz gemütlich. Hier kann man wirklich gut schlafen.«

Zu Beginn sind sogar fünf Minuten im eigenen Bettchen ein Erfolg! Ja, richtig gelesen. Bleiben Sie am Ball. Mit der Zeit schläft es länger allein. Nach ein oder zwei Wochen staunen Sie vielleicht, dass es nun seine erste nächtliche Schlafphase von drei, vier oder noch mehr Stunden in seinem Bett schläft. Diese Zeit haben Sie dann für sich, für Ihre Paarbeziehung, zum Duschen, Fernsehen, Lesen oder zum Schlafen.

Verbringt Ihr Baby seine erste Schlafphase im eigenen Bett, gewöhnt es sich mit der Zeit daran und lässt sich abends zum Einschlafen dort hinlegen, auch wenn Sie es nachts irgendwann in Ihr Bett holen.

3. Tagsüber mindestens einmal im Bettchen schlafen

Babys sind entzückend, genau deshalb genießt man es so, sie bei sich im Arm schlafen zu lassen. Untersagen Sie sich selbst dieses wunderschöne Privileg nicht und auch nicht der Oma (Wink mit dem Zaunpfahl) oder anderen lieben Menschen, die sich um Ihr Baby kümmern wollen. Ihr Neugeborenes sollte nur nicht jeden Tagschlaf im Körperkontakt verbringen, denn sonst schläft es nur noch so. Ja, ja, ich weiß, ich wiederhole mich. Aber mir ist es wichtig, dass Sie das wirklich verstehen, denn so viele spätere Schwierigkeiten nehmen hier ihren Anfang. Ein bis zwei Tagschläfchen in seinem Bett jeden Tag reichen, damit Ihr Kind es als Alternative akzeptiert.

Zu Beginn sind bereits 5 bis 10 Minuten Schlaf im Bettchen ein Erfolg, egal ob Ihr Baby 4 Tage oder 4 Monate alt ist. Die Schlafphase wird länger werden, in der Sie Zeit für die Dinge haben, die sich ohne Baby auf dem Arm besser bewerkstelligen lassen: mit dem Geschwisterkind spielen, Sport, die Beine rasieren.

Wacht Ihr Baby nach 5 bis 10 Minuten auf, können Sie es erneut zum Schlafen bringen und entweder ablegen oder in Ihren Armen weiterschlafen lassen. Die Entscheidung hängt davon ab, was Sie lang- und kurzfristig erreichen wollen. Es gibt keine Vorschriften. Tun Sie, was zu Ihnen und Ihrem Baby passt.

Wichtig ist, dass es in dem Raum schläft, in dem Sie sich aufhalten. Bei kürzeren Schläfchen reicht auch ein Babyphone. Oder lassen Sie es in einem fahrbaren Stubenwagen schlafen, den Sie mit in die Küche oder ins Wohnzimmer nehmen.

Frage der Testeltern

Ich stille meinen 4 Wochen alten Sohn, pucke ihn und lege ihn dann in sein Bettchen. Doch er schläft nur zehn Minuten. Nehme ich ihn dann hoch, stille noch einmal und pucke erneut, schläft er dann zwei Stunden oder länger. Was soll ich machen?

Meine Antwort
Genau das, was Sie schon machen! Manchmal schlafen Babys mitten beim Trinken ein, brauchen einen kleinen Powernap und trinken dann weiter. Da Ihr Kind direkt weiterschläft, haben Sie seine Müdigkeitsanzeichen richtig gedeutet. (Ist es nach dem Stillen hingegen wach und schaut sich mit großen Augen zufrieden um, ist es noch nicht müde.) Ein müdes Baby braucht manchmal zwei oder drei Anläufe, bis es schön lang in seinem Bettchen schläft. Und genau darum geht es.

4. Im eigenen Bett aufwachen

Wenn Sie ausschließlich im Familienbett schlafen oder Ihr Baby irgendwann in der Nacht zu sich holen, kommt hier eine schöne Möglichkeit, wie Sie Ihr Kleines daran gewöhnen, morgens in seinem Bettchen zu schlafen. So schläft es abends dort ein und wacht am Ende der Nacht dort auf.

Manche Säuglinge schlafen morgens länger als ihre Eltern. Trifft das auf Ihr Baby zu, überlegen Sie, wann es für gewöhnlich wach wird. Ist das beispielsweise 9 Uhr, können Sie es irgendwann nach 6 oder 7 Uhr in sein Bettchen legen. Wacht es in dieser Zeit auf und möchte trinken, können Sie es nach dem Stillen oder Füttern in sein Bett legen. Auch wenn das für Sie früh am Morgen ist, ist es für Ihr Kind eben die letzte nächtliche Schlafphase. Sie können sich dann auch noch einmal hinlegen oder schon in den Tag starten.

Macht das Baby sein Aufwachschläfchen in seinem Bett, können Sie in Ruhe duschen, sich anziehen, frühstücken oder sich um Ihre anderen Kinder kümmern.

Neugeborene an Wiege oder Bett gewöhnen

Natürlich ist jedes Baby anders. Und Sie lernen Ihres ganz schnell kennen. Generell läuft das Gewöhnen ans eigene Bettchen bei Neugeborenen so ab:

- Bereiten Sie ein kuscheliges, gemütliches Bettchen, eine Wiege oder einen Stubenwagen vor.
- In Babys Schlafzimmer sollte weißes Rauschen laufen.
- Stillen oder füttern Sie Ihr Kind, bis es nicht mehr aktiv saugt, aber lassen Sie es nicht nuckeln oder die Brustwarze oder den Sauger im Mund behalten. Wenn es seinen Mund nicht mehr bewegt und nicht mehr schluckt, genießt es einfach nur noch das Gefühl, etwas im Mund zu haben. Lesen Sie auch noch einmal Kapitel 12 »Ab und zu alleine einschlafen« (Seite 162) nach.
- Lassen Sie Ihr Baby aufstoßen, wenn es erforderlich ist. (Bei Stillkindern ist das seltener nötig. Gemeinhin wird angenommen, dass nach jeder Mahlzeit ein Bäuerchen gemacht werden muss, selbst wenn man das Baby dadurch wieder aufweckt. Wenn Sie unsicher sind, besprechen Sie dieses Thema mit Ihrer Stillberaterin.)
- Pucken Sie Ihr Baby, wenn es das mag.

- Legen Sie es in sein warmes, weiches, wunderbares Bettchen.
- Streicheln, klopfen oder beruhigen Sie es mit Geräuschen, wenn es diese Hilfe zum Einschlafen braucht. Sie können auch Ihre Hand sanft auf Babys Bäuchlein legen.
- Bleiben Sie in der Nähe oder verwenden Sie ein Babyphone. Reagieren Sie sofort, wenn Ihr Baby aufwacht, egal ob es nur 10 Minuten oder 3 Stunden geschlafen hat. Es soll lernen, dass Sie immer da sind, wenn es Sie braucht.
- Lassen Sie Ihr Baby jeden Tag etwas Spielzeit in seinem Bettchen verbringen, damit es dieses als angenehmen Ort kennenlernt. Bleiben Sie aber immer dabei und reden Sie mit Ihrem Kind, lächeln oder singen Sie.

Vom Familienbett ins eigene Bettchen

Schläft Ihr Baby bislang ausschließlich im Familienbett und Sie möchten es nun langsam an sein eigenes Bettchen gewöhnen, können diese Tipps hilfreich sein:

- Stellen Sie Stubenwagen oder Bettchen direkt neben Ihr Bett und streicheln oder klopfen Sie Ihr Baby sanft beim Einschlafen. Wenn das klappt, können Sie es auch ohne Körperkontakt versuchen.
- Gehen Sie langsam vor. Ein Kind, das bislang nur im Familienbett geschlafen hat, wird nicht binnen eines Tages allein schlafen. Noch nicht einmal binnen einer Woche. Haben Sie Geduld. Jede Veränderung braucht seine Zeit,

Und wenn es nicht klappt?

Wenn Ihr Baby sein Bettchen gar nicht mag und schon weint, wenn Sie mit ihm nur in die Nähe gehen, ändern Sie Ihre Taktik: Warten Sie, bis es 10 oder 15 Minuten schläft und legen Sie es erst dann ab. Bleiben Sie in der Nähe, damit Sie direkt reagieren können, wenn es wach wird. Wenn es zufrieden aufwacht, nehmen Sie es nicht sofort hoch. Beugen Sie sich zu ihm, zeigen Sie ihm ein Spielzeug, singen Sie oder kitzeln Sie sein Bäuchlein, damit es ein paar schöne Minuten im Bettchen verbringt und diesen Ort akzeptiert. Dann können Sie langsam dazu übergehen, dass es auch dort einschläft.

und es ist schöner, in kleinen Schritten voranzukommen, als das Baby weinen zu lassen.

Tänzeln Sie Ihr Baby ins Bett

Schläft Ihr Baby immer in Ihren Arm oder an der Brust ein, kann es sich gar nicht an sein Bettchen gewöhnen. Bei manchen Kindern klappt es, dass man sie schlafend ins Bett legt und sie trotzdem zufrieden an diesem neuen Ort aufwachen. Ist das bei Ihrem Neugeborenen so, behalten Sie das ruhig bei. Andere Babys wachen aber weinend auf, sobald sie merken, dass sie alleine sind. Ihnen sollte man »zeigen«, dass man sie ins Bett legt. Zum Beispiel so: Wenn Sie Ihr schlafendes Baby ablegen, bewegen Sie es kurz etwas mehr und sagen Sie: »Gute Nacht, Schatz«, damit es im Halbschlaf den Wechsel merkt (»Ach, jetzt bin ich ja in meinem Bett ...«). Streicheln oder klopfen Sie es sanft oder bieten Sie ihm einen Schnuller an, damit es schneller weiterschläft. Tasten Sie sich an den nötigen Grad Wachheit heran, denn Sie wollen ja nicht, dass Ihr Kleines richtig aufwacht und sich beschwert.

Wird Ihr Kleines wach, sobald Sie es abgelegt haben, schaukeln Sie die Wiege etwas oder machen Sie beruhigende Geräusche, um ihm beim Einschlafen zu helfen. Klappt das nicht, dürfen Sie es natürlich wieder hochnehmen, stillen und wiegen. Versuchen Sie es einfach beim nächsten Tagschlaf oder am nächsten Tag erneut.

Das Baby lässt sich einfach nicht ablegen

Und wenn Ihr Kleines sich einfach nicht ablegen lässt? Keine Sorge. Genießen Sie seine Schläfchen im Körperkontakt und ärgern Sie sich nicht. Ich habe noch eine Idee, was Sie ein- oder zweimal täglich probieren können: Wenn Ihr Baby in Ihren Armen fast ausgeschlafen hat, sich langsam regt, dann legen Sie es in sein Bettchen. Bleiben Sie direkt daneben stehen, reden Sie beruhigend, während es langsam aufwacht: »Hallo, Mäuschen. Hast du schön geschlafen?« Ihr Baby sieht sich um und denkt vielleicht: »Wow! Hier habe ich geschlafen? Ist ja doch ganz nett.« Mit der Zeit gewöhnt es sich an diesen Schlafplatz.

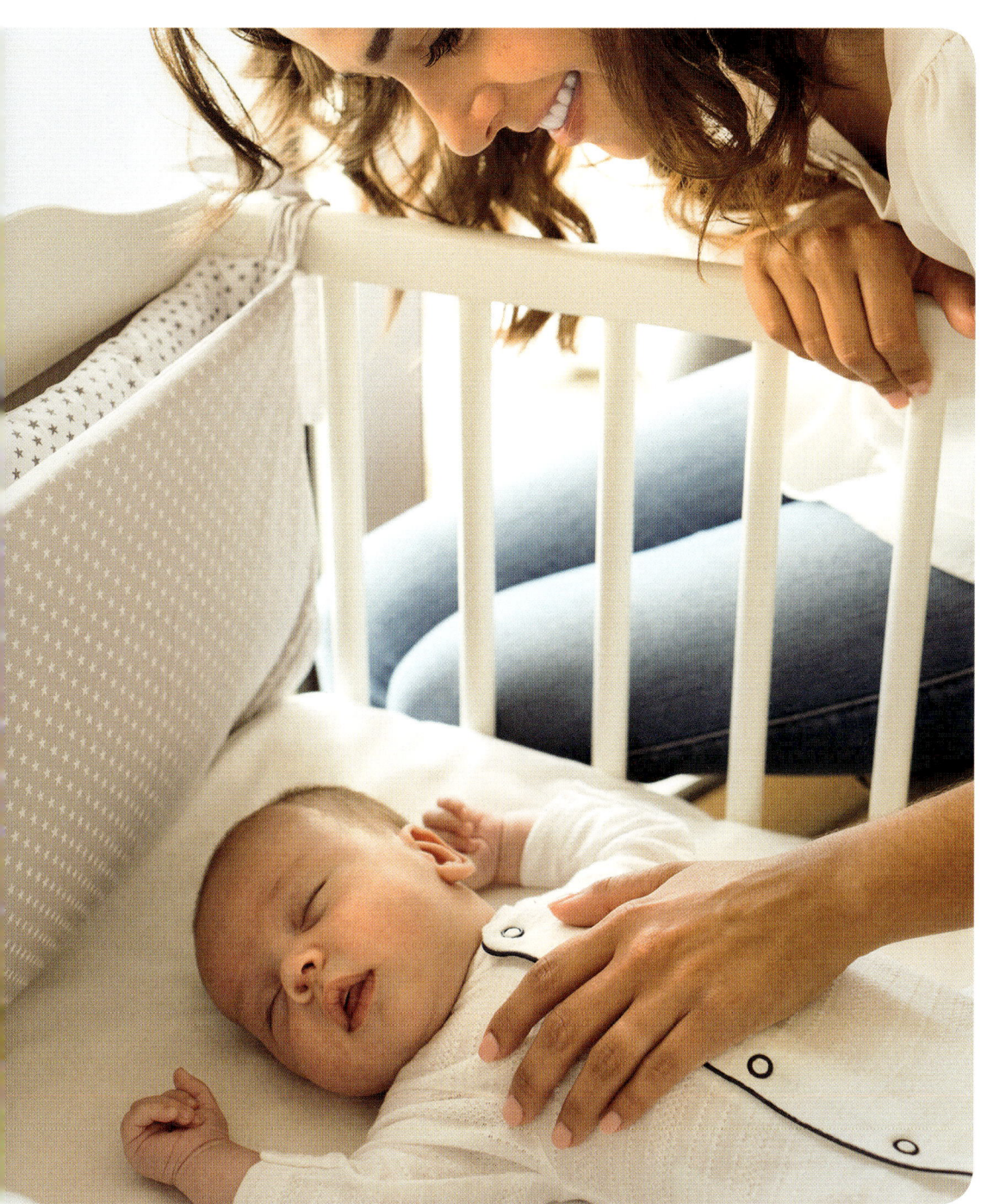

11. Richtig pucken – zur richtigen Zeit

Für Sie mag es himmlisch sein, sich auf einer bequemen Matratze lang auszustrecken, Ihr Baby sieht das ganz anders. Denn es kommt gerade vom Himmel auf Erden.

Klein zusammengeknuddelt lag es von allen Seiten umgeben in der nachgiebigen Gebärmutter. Seine Arme und Beine bewegten sich langsam und begrenzt im Fruchtwasser. Neun Monate lebte es in diesem gemütlichen Nest. Nach dieser alles umschließenden Enge kann man nachvollziehen, warum ein Neugeborenes nicht gern flach auf dem Rücken liegt, auch wenn dies die sicherste Schlafposition für Babys ist. Manchmal weckt sich ein Baby selbst durch seine unkontrollierten Arm- und Handbewegungen auf.

Doch Sie können Ihrem kleinen Liebling helfen. Viele Babys fühlen sich wohler, schlafen besser und länger, wenn sie so schlafen können wie im Bauch, indem

sie sicher eingewickelt werden. Dieses sogenannte Pucken ist eine bewährte und gern genutzte Möglichkeit, damit Babys weniger weinen und besser schlafen.

Jedes Kind ist anders. Manche genießen es, gepuckt zu werden, andere mögen es überhaupt nicht, wenn man ihre Bewegungsfreiheit einschränkt. Und wie immer gibt es Befürworter und Gegner. Hören wir uns an, was beide Seiten zu sagen haben, und schauen dann, wie man sicher puckt.

Vorteile des Puckens

In vielen Krankenhäusern und Geburtshäusern wird direkt gepuckt. Auch etliche

Nachsorgehebammen empfehlen es. Und zahlreiche Eltern pucken ihre Neugeborenen weiter. Wer von dieser Technik überzeugt ist, führt an, dass sie Babys beruhigt und sie besser schlafen lässt. Da guter Schlaf für Neugeborene wichtig ist und Eltern sich genau darum sorgen, wird Pucken oft als das Wundermittel angepriesen. Hier kommen die Vorteile des Puckens:

- Gepuckte Babys schlafen tagsüber und nachts länger am Stück.
- Der Mororeflex wird unterdrückt, sodass das Baby sich durch seine Armbewegungen nicht selbst wach macht.
- Gepuckte Babys akzeptieren die Rückenlage besser und schlafen so in einer sicheren Schlafposition. Es ist schwieriger, sich in die gefährliche Bauchlage zu rollen. Eltern legen gepuckte Babys zuverlässig auf den Rücken.
- Pucken hilft Babys, die Körpertemperatur auch in kühlen Räumen zu halten.
- Es hilft besonders Kindern, die sonst nur im Körperkontakt einschlafen, und bietet so eine Alternative für die Eltern.
- Es beruhigt oft unruhige, unzufriedene, weinende Babys, wenn sonst nichts mehr hilft.
- Es kann auch Kindern helfen, die Koliken haben, mit Reflux zu kämpfen haben oder besondere Bedürfnisse haben. Sie beruhigen sich besser und finden leichter in den Schlaf.
- Mütter von Schrei- oder Kolikkindern haben ein geringeres Risiko, an einer Wochenbettdepression zu erkranken, wenn sich ihre Babys zuverlässig durch Pucken beruhigen lassen.
- Eltern von Zwillingen und Mehrlingen können so mehrere Kinder gleichzeitig beruhigen.

Nachteile des Puckens

Wie immer gibt es geteilte Meinungen. Kritiker des Puckens führen oft die folgenden Argumente an:

- Pucken könnte zu oft und als Ersatz für Körperkontakt eingesetzt werden.

Neugeborene sollten lieber durch Halten oder Tragen im Tuch oder einer Tragehilfe beruhigt werden und nicht gepuckt alleine im Bettchen liegen.

- Da Pucken das Weinen verringert, kann es auch einige Kommunikationsformen des Babys verringern. Werden Kinder nicht nur zum Schlafen gepuckt, fällt es den Eltern schwerer, ihr Baby zu lesen und es angemessen zu stillen/füttern und mit ihm zu kuscheln.
- Wird ein Baby mit ausgestreckten Beinen gepuckt, steigt das Risiko für eine Hüftdysplasie. Die Beine sollten sich bewegen können, die natürliche Hüftposition in Anhock-Spreizhaltung möglich sein.
- Dreht sich ein gepucktes Baby, kann das die Atmung behindern, das SIDS-Risiko steigt.
- Es kann Arme und Beine nicht frei bewegen. Wird fest gepuckt, kann es sich nicht aus unangenehmen oder gefährlichen Positionen befreien.
- Gepuckte Kinder könnten zu fest und zu lang schlafen. Nächtliches Aufwachen hat eine Schutzfunktion. Der Mororeflex sorgt unter anderem auch dafür, dass Neugeborene wach werden. Es ist nicht unbedingt im Interesse des Kindes, wenn es seltener aufwacht.

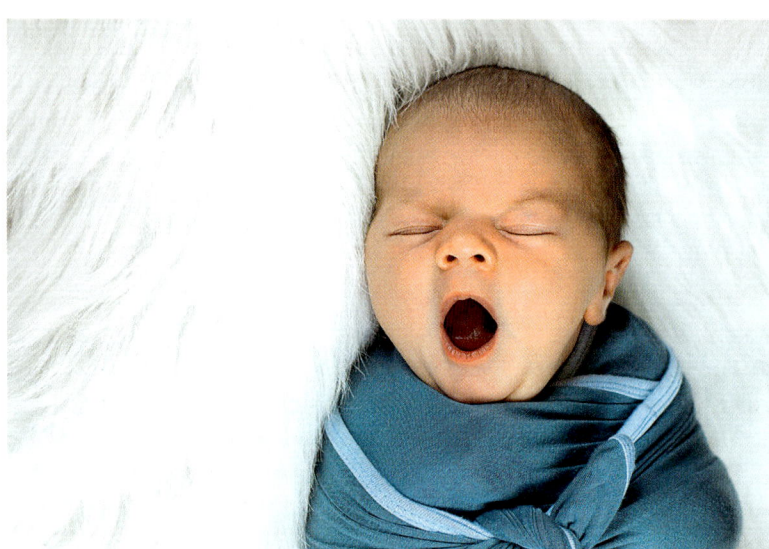

- Es könnte Mahlzeiten verschlafen. Neugeborene müssen auch nachts trinken.
- Es könnte schwierig werden, ein gepucktes Baby später daran zu gewöhnen, ungepuckt zu schlafen.

Pucken oder nicht?

Wenn Sie die Vor- und Nachteile des Puckens kennen und sich selbst informiert haben, können Sie auch eine informierte Entscheidung treffen. Viele Eltern pucken in den ersten Monaten sicher und mit Bedacht. Einigen Babys hilft das Pucken, andere brauchen es nicht.

Informieren Sie sich über das Pucken, besprechen Sie es mit Ihrem Partner/Ihrer Partnerin und Ihrem Kinderarzt.

Üben Sie es in der Schwangerschaft

Nutzen Sie die Schwangerschaft und üben Sie das Pucken schon mal! Auch wenn Sie es dann gar nicht brauchen, jetzt haben Sie noch Zeit und Ruhe. Kaufen Sie sich ein Pucktuch und wickeln Sie eine Puppe, ein Kuscheltier oder das Baby einer Freundin ein. Üben Sie es mehrmals, bevor Ihr Baby da ist. Wird es gern eingepuckt, können Sie direkt ab Geburt

beginnen. Dann fühlen Sie sich bereits sicher, weil Sie wissen, wie es geht.

Ein Neugeborenes pucken

Ist Ihr Baby da, lassen Sie sich von Kinderarzt, Krankenschwester, Hebamme, Doula oder erfahrenen Eltern zeigen, wie Sie es pucken können, gern auch direkt im Krankenhaus oder im Geburtshaus. Es gibt außerdem bebilderte Schritt-für-Schritt-Anleitungen oder YouTube-Videos. Lassen Sie sich von jemandem helfen, der weiß, wie man sicher puckt. Früher wurde oft nicht so gut gepuckt, wodurch solche überholten Puck-Methoden nicht so sicher sind oder Nachteile für die kindliche Entwicklung haben können.

Sicher und richtig pucken

Auf der ganzen Welt werden Neugeborene gepuckt, aber nicht immer korrekt. Man braucht Übung, um es perfekt hinzubekommen, also haben Sie Geduld. Außerdem brauchen einige Kinder eine Woche, um sich daran zu gewöhnen. Wenn Ihr Baby die ersten Versuche nicht so mag, sollten Sie nicht gleich aufgeben. Pucken Sie es zunächst, wenn es ruhig und entspannt ist, und nicht während es schreit. Für Sie beide ist es etwas Neues, also tief durchatmen!

Beim Pucken sind folgende Dinge wichtig:

- Pucken Sie nur ein gesundes, reifgeborenes Baby, kein Frühchen, krankes oder behindertes Kind, es sei denn, Ihr Arzt gibt seine Zustimmung. Solchen Kindern kann das Pucken zwar helfen, aber die ärztliche Erlaubnis ist zwingend einzuholen. Vielleicht gibt Ihr Arzt Ihnen auch noch besondere Hinweise für Ihr Kind.
- Gepuckte Kinder nicht allein lassen. Durch das Pucken können Babys tiefer und länger schlafen, also bleiben Sie bei Ihrem kleinen Liebling. Fragen Sie Ihren Arzt oder Ihre Hebamme, wie lange Ihr Kind höchstens schlafen darf ohne zu trinken und wecken Sie es notfalls. Wickeln Sie es beim Stillen oder Füttern immer aus, danach können Sie es wieder einpucken.
- Beginnen Sie zu pucken, bevor Ihr Kind 3 Monate alt ist. Sie können schon ein Neugeborenes pucken, allerdings frühestens einige Stunden nach der Geburt, damit es solange im direkten Hautkontakt mit Mama, Papa oder einem anderen Familienmitglied sein kann. Ist Ihr Kind schon älter als 3 Monate, ist es bereits zu groß, um noch

daran gewöhnt zu werden. Kuscheln Sie immer wieder Haut auf Haut und lassen Sie Ihr Kind sich strecken und seine Gliedmaßen entdecken.

- Pucken Sie nicht zu oft – nur zum Schlafen oder während Schreiphasen. Ein waches Baby soll die Welt mit allen Sinnen entdecken dürfen. Ist Ihr Baby quengelig oder schreit, sollten Sie es zunächst herumtragen, stillen oder füttern. Während der Mahlzeiten sollte es seine Hände frei bewegen und Sie berühren können. Pucken Sie nur, wenn Ihr Baby eindeutig müde ist oder sich anderweitig nicht beruhigen lässt.
- Pucken Sie in einem dünnen, luftdurchlässigen Tuch, zum Beispiel einem Mulltuch. Zum Pucken eignen sich ein Tuch aus dünnem Mull (ein halbdurchlässiger Stoff aus Baumwolle), Bambus oder weichem Flanell, das groß genug für Ihr Baby, aber auch nicht zu groß ist. Pucktücher gibt es in den meisten Babyfachmärkten zu kaufen. Man braucht etwas Übung, aber dann kann man sein Baby perfekt darin einschlagen. Alternativ gibt es fertige Puckdecken oder Pucksäcke, die mit Klett oder Reißverschluss verschlossen werden, und Strampelsäcke. Manche davon sind nicht so sicher wie ein dünnes Tuch, besonders, wenn sie dem Baby nicht passen. Schauen Sie

genau nach der Größen- und Gewichts- angabe und lesen Sie die Anleitung. Sind Puck- oder Strampelsack zu groß, kann das Baby darin versinken oder sich im Stoff verheddern. Es kann sich auch herauswinden. Einige sind auch aus zu dickem, festem Stoff und es besteht Überhitzungsgefahr. Brust, Bauch, Rücken und Nacken des Kindes sollten sich warm und trocken anfüh- len, nicht verschwitzt oder kühl. Die Devise »je wärmer, umso besser« gilt nicht, besonders nicht im Hinblick auf den plötzlichen Kindstod. Warm genug ist völlig ausreichend.

- Achten Sie darauf, dass das Baby sich keinen Stoff über den Kopf ziehen oder sich darin verheddern kann. Nehmen Sie das kleinste Tuch, das Ihrem Kind passt.
- Gepuckte Kinder auf den Rücken legen! Legen Sie es niemals auf die Seite oder auf den Bauch. (Das gilt auch für Babys, die nicht gepuckt sind, es sei denn, Ihr Arzt rät Ihnen etwas anderes.) In diesen Positionen steigt die Gefahr, dass die Atemwege nicht frei sind, was wieder- um das SIDS-Risiko erhöht.
- Lassen Sie an der Brust Platz zum Atmen. Zwischen dem Stoff und Babys Brust sollten zwei bis drei Finger pas- sen, damit es problemlos atmen, husten

und niesen kann. Es sollte so fest gewi- ckelt sein, dass sich der Stoff nicht von selbst öffnet, aber Atmung und Blutzu- fuhr dürfen nicht beeinträchtigt sein.

- Arme und Hände in der richtigen Position. Traditionell werden die Arme neben den Körper gelegt und mit einge- puckt. So wird es auch heute noch oft praktiziert. Das heißt aber nicht, dass diese Variante die beste für Ihr Baby ist. Viele Säuglinge mögen es, wenn die Arme leicht gebeugt über Bauch oder Brust liegen, andere haben die Hände lieber frei, um daran nuckeln zu kön- nen. So können sie sich aber leicht aus dem Tuch befreien oder drehen. Spätes- tens dann sollten Sie mit dem Pucken aufhören. (Und denken Sie daran, die Fingernägel schön kurz zu halten, damit Ihr Baby sich nicht selbst verletzt.)
- Kein Stoff am Kopf. Schlagen Sie die Enden nach unten um. Stoff im Ge- sicht kann ein Baby aufwecken und den Suchreflex auslösen oder auch die Atmung behindern.
- Oben fester, unten lockerer. Seine Bein- chen sollte das Baby in die »Froschhal- tung« bringen, also die Beine anziehen können. Das ist wichtig für die Hüftent- wicklung. Werden die Beine zu fest ein- gepuckt, kann das eine Hüftdysplasie begünstigen. Im Bauch lag Ihr Kleines

auch in Anhock-Spreizhaltung. Wird es mit gestreckten Beinen eingewickelt, kann das nachteilig für die Hüftgelenke und die weichen Knorpel der Hüftgelenkspfanne sein. Außerdem lieben Babys die Froschhaltung und finden es vermutlich nicht gut, wenn sie ihre Beine nicht in eine ihnen angenehme Position bewegen können.

- Bieten Sie zum Schlafen eventuell einen Schnuller an. Haben gepuckte Kinder beim Einschlafen einen Nuckel, sinkt das SIDS-Risiko. Stecken Sie ihn aber nicht zurück, wenn Ihr Baby ihn losgelassen hat. Das ist auch zu Ihrem Besten. Kinder, die nicht ohne Schnuller einschlafen können, werden sich später nachts immer melden, damit Sie den Schnuller suchen. Ein Baby sollte auch nur zum Einschlafen nuckeln, nicht die ganze Nacht lang.
- Kein Mützchen beim Pucken. Nach der Geburt bekommt Ihr Kleines vermutlich ein Mützchen aufgesetzt, damit es seine Körpertemperatur besser halten kann. Nach dem ersten Tag ist das meist nicht mehr nötig. Eine Mütze kann bei gepuckten Kindern zu Überwärmung führen oder ins Gesicht rutschen.
- Keine anderen Gegenstände im Bett. Keine weiteren Decken, Nestchen, Keilkissen, Kuscheltiere, Spielsachen, Lagerungskissen oder sonstige Kissen. Jeder Gegenstand stellt eine potenzielle Gefahr dar.
- Rauchfrei! Passivrauchen erhöht das SIDS-Risiko und kann die Atmung beeinträchtigen. Ob gepuckt oder nicht, ein Baby sollte niemals in einem Zimmer schlafen, in dem geraucht wurde.
- Pucken Sie nur, wenn Sie beim Kind bleiben. Lassen Sie kein gepucktes Neugeborenes allein schlafen. Bleiben Sie immer in der Nähe und sehen Sie regelmäßig nach Ihrem Kind.

Annie, Mutter von Kate, Alexander, Eleanor und Baby Jacob

Wundermittel Pucken

>> *Wir sind der Meinung, dass regelmäßiges Pucken als Schlafmarker erkannt wird. Jacob schläft schneller ein, wenn er gepuckt ist, oder beruhigt sich leichter, wenn er gerade eine Schreiphase hat. Weißes Rauschen dazu und tada! Satt, frische Windel, eingepuckt, weißes Rauschen, schon schläft der Knirps ein. Ein kleines Wunder, wenn man bedenkt, dass bei uns drei ältere Geschwisterkinder herumwuseln.*<<

Wann Sie nicht pucken sollten

Auch wenn Ihr Neugeborenes sich gern pucken lässt, sollten Sie es in manchen Fällen nicht tun. Mitunter könnte es sogar gefährlich sein. Pucken Sie nicht:

- Wenn Ihr Baby ein Frühchen oder gesundheitlich beeinträchtigt ist. Fragen Sie bei Ihrem Arzt oder Ihrer Hebamme nach. Vielleicht dürfen Sie Ihr Kind pucken, wenn Sie einige Dinge beachten, zum Beispiel die Arme gebeugt auf der Brust einwickeln.
- Wenn es auf der Seite oder dem Bauch schläft. Das sind die typischen unsicheren Schlafpositionen, selbst wenn nicht gepuckt wird. Wird zusätzlich gepuckt, erhöht sich das SIDS-Risiko noch mehr.
- Wenn es zu warm ist. Jeder, egal ob Erwachsener oder Baby, hat bestimmte Vorlieben, was die Raumtemperatur betrifft. Studien zeigen aber, dass die meisten Menschen in einem eher kühlen Raum besser schlafen. »Kühler« wird zwar unterschiedlich ausgelegt, liegt meist aber zwischen 15,5 und 22° Celsius. Wird Ihr Baby in einem wärmeren Zimmer auch noch gepuckt oder ist zu dick angezogen, könnte es überhitzen. In einer warmen Sommernacht könnten Sie Ihr Baby in Windel und Body in einem dünnen Mulltuch einpucken. Testen Sie im Nacken und

Rücken, ob es ihm nicht zu warm ist, dass es nicht schwitzt, keine geröteten Wangen hat oder schnell atmet. Das alles sind Anzeichen, dass es Ihrem Kleinen zu warm ist. Generell wird empfohlen, dem Baby höchstens eine Kleidungsschicht mehr anzuziehen, als ein Erwachsener in diesem Raum tragen würde.

- Wenn es Fieber hat. Durch das Pucken könnte die Körpertemperatur weiter steigen. Wenn Ihr Baby ungepuckt nicht schlafen kann, fragen Sie den Kinderarzt, ob Sie eine dünne Decke verwenden dürfen und das Baby nur in einer Windel in einem kühleren Raum pucken. Dann sollten Sie aber die ganze Zeit bei ihm sein.
- Im Familienbett. Wie Sie vielleicht schon gemerkt haben, wärmen Sie sich gegenseitig, wenn Sie mit dem Baby in einem Bett schlafen. Pucken würde dem noch eins draufsetzen. Außerdem sollten Kinder im Familienbett Hände, Arme und Beine frei bewegen können. Und im Familienbett kommt Ihr Kind dem Gefühl im Mutterleib schon so nah, dass Pucken nicht nötig ist.
- Um eine Mahlzeit hinauszuzögern. Neugeborene müssen regelmäßig trinken. Gepuckte Babys warten vielleicht geduldiger – aber das ist nicht unbe-

dingt gut! Ein Baby sollte wach genug sein, um sich bemerkbar zu machen, wenn es Hunger hat. Pucken Sie nicht, um eine Mahlzeit hinauszuzögern, sondern nur, wenn Ihr Kind satt und müde ist.

- Beim Füttern und erst recht nicht beim Stillen. Hände und Arme sollten frei bleiben und Ihr Kind sollte sich bewegen können, um verschiedene Stillpositionen einzunehmen. Außerdem sollte es gerade beim Trinken Körperkontakt haben. Stillkinder arbeiten mit allen Sinnen, um die Brust zu finden und gut anzudocken. Sie berühren und streicheln gern die Brust, was sie mit eingewickelten Armen natürlich nicht können.

- In der Babyschale, im Kinderwagen oder einem anderen Kindersitz. Gepuckt lassen sich Kinder nicht so anschnallen, wie sie sollten, denn die Gurte müssen zwischen den Armen und Beinen hindurchgehen. In der Babyschale sollte ein Kind seine Arme und Beine frei bewegen können.

- Wenn Ihr Kind älter als 3 Monate ist und bislang noch nicht gepuckt wurde. Werden Neugeborene von Anfang an gepuckt, gewöhnen sie sich schnell daran. Sind sie es aber gewöhnt, sich nachts frei bewegen zu können, mögen sie das Pucken später nicht mehr. Es könnte sogar gefährlich werden, wenn sie versuchen, sich aus dem Tuch zu befreien oder sich zu drehen. Außerdem kann es sein, dass Babys, die das Pucken so lange nicht kennengelernt haben, schwieriger aus dem Schlaf aufwachen, was wiederum das SIDS-Risiko erhöht.

- Bei der Tagesmutter, im Kindergarten oder bei einem Babysitter, besonders wenn Ihr Kind es nicht gewöhnt ist, gepuckt zu werden. Andere Betreuungspersonen pucken vielleicht anders als Sie. Manche kennen auch nicht die Sicherheitshinweise oder lassen Ihr Baby womöglich allein. Wenn Ihr Kind aber zu Hause täglich gepuckt wird, darf die Betreuungsperson es auch tun, wenn es das gleiche Tuch auf die gleiche Weise faltet und sich immer an alle Sicherheitsregeln hält, wozu eben auch gehört, ein gepucktes Baby niemals unbeaufsichtigt zu lassen.

- Wenn ihr Kind wach und zufrieden ist. Pucken soll beruhigen und beim Einschlafen helfen. Ein waches, eingewickeltes Kind, kann sich nicht frei bewegen, was sich wiederum auf seine körperliche und geistige Entwicklung auswirken könnte. Ihr Baby braucht in seinen Wachphasen Bewegungsfreiheit und täglich auch etwas Zeit in Bauchlage, damit es seine Muskeln trainieren kann.

Pucken Sie individuell

Jedes Kind hat andere Vorlieben. Auch wenn empfohlen wird, Babys Arme neben dem Körper oder über der Brust einzuwickeln, will Ihr Kind vielleicht lieber seine Hände am Gesicht haben. Gehen Sie auf seine Bedürfnisse ein. (Feilen Sie dann aber die Nägel kurz und ziehen Sie ihm keine Fäustlinge an.)

Nicht immer erkennt man, wie ein Baby gern gepuckt werden möchte. Manche Kinder brauchen eine Woche, um sich ans Pucken zu gewöhnen. Und auch andere Dinge spielen in den Babyschlaf hinein. Als Eltern ist man immer auch irgendwie Sherlock Holmes. Mit der Zeit erkennen Sie, wie Sie Ihr Kind am besten einwickeln können.

Wird es gerne gepuckt, dürfen Sie das von Geburt an bei jedem Tagschlaf und auch nachts tun. Achten Sie aber auf die Sicherheit und entwöhnen Sie Ihr Kind rechtzeitig vom Pucken.

Schläft Ihr Baby tagsüber sehr lange, ist nachts aber wach, können Sie auch nur nachts pucken. Oder tagsüber nur beim ersten Schläfchen pucken und den Rest des Tages nicht.

Nicht alle Kinder wollen oder müssen gepuckt werden. Schläft Ihres auch ungepuckt gut, müssen Sie diese Technik gar nicht ausprobieren. Kolik-, Schreikindern und schlechten Schläfern könnte es aber helfen, besonders in Kombination mit anderen in diesem Buch besprochenen Ideen. Viele Neugeborene lieben das Gefühl, das sie aus dem Mutterleib kennen.

Das Pucken wieder abgewöhnen

Irgendwann muss das Pucken wieder abgewöhnt werden. Wann genau ist individuell verschieden.

Viele Experten empfehlen es, sobald ein Baby sich mehr bewegt und sich drehen kann, denn dann könnte es gefährlich werden, wenn es sich eingepuckt auf den Bauch dreht. Windet es sich aus dem Tuch, kann auch das gefährlich werden, wenn es sich das Tuch über das Gesicht zieht oder sich darin verheddert. Gepuckte Kinder, die sich schon mehr bewegen können, können sich auch nicht selbst aus gefährlichen Positionen befreien. Deshalb wird oft empfohlen, das Pucken abzugewöhnen, sobald ein Baby mobiler wird (mit etwa drei bis vier Monaten). Andere

Empfehlungen setzen die Grenze bei zwei Monaten, bevor die Meilensteine in der motorischen Entwicklung beginnen.

Einige wenige Experten, wie Dr. Harvey Karp, Autor des Buches »Das glücklichste Baby der Welt«, finden das Pucken bis zum Alter von sechs oder noch mehr Monaten hilfreich, wenn es richtig gemacht wird. Bitte besprechen Sie sich mit Ihrer Hebamme oder Ihrem Kinderarzt und informieren Sie sich weitergehend, wenn Sie auch nach der Neugeborenenzeit noch pucken möchten.

Insgesamt kann man sagen, dass nicht mehr gepuckt werden sollte, wenn die Nachteile gegenüber den Vorteilen überwiegen.

Alternativen beim Abgewöhnen

Wenn sich Ihr Baby langsam aus dem Pucktuch windet, aber ungepuckt nicht gut schläft, wäre ein fertiges Pucktuch, das mit Klett- oder anderen Verschlüssen verschlossen wird, eine Idee. Sehen Sie beim Kauf genau hin. Manche sind zu dick und könnten zu Überhitzung führen.

Vielleicht reicht es auch, wenn Sie Ihr Kind mit einer dünnen Decke nur noch um den Oberkörper eng einwickeln, Arme und Beine aber freilassen.

Schrittweise Abgewöhnen

Gehen Sie langsam vor. Zunächst wickeln Sie nur noch einen Arm ein. Ein paar Tage oder Wochen später, bleiben beide Arme draußen. Wickeln Sie den Oberkörper fest ein, die Beine jedoch nur locker. Nach ein bis zwei Wochen können Sie probieren, ob Ihr Baby auch ohne Pucken schläft. So ein sanftes Abgewöhnen funktioniert meist besser als ein kalter Entzug.

Denken Sie daran, dass es mit freien Armen für Ihr Kleines leichter ist, sich zu drehen, besonders, wenn es das tagsüber schon versucht. Pucken Sie es nur dann locker, wenn Sie dabei sind, aber nicht selbst schlafen.

Ein guter Ersatz ist auch ein ärmelloser Schlafsack. Babys spüren weiterhin eine Begrenzung. Manche Kinder fühlen sich mit Socken an den Füßen wohler.

Die Zeit zum Abgewöhnen des Puckrituals fällt oft in die Phase der wichtigen Entwicklungsschritte: Drehen, Sitzen, Robben, Zahnen. Stressen Sie Ihr Kind nicht noch mehr, behalten Sie den Rest der Zubettgeh-Routine bei. Haben Sie bislang beispielsweise weißes Rauschen genutzt, nutzen Sie es auch weiterhin.

Neue Rituale, nur eben ohne Pucken

Wenn Sie hinsichtlich des Schlafens etwas verändern wollen, können neue Rituale ins Spiel kommen. Haben Sie noch gar keine Rituale, führen Sie mindestens eins ein, bevor Sie das Pucken abgewöhnen. Gestalten Sie das Zubettgehen ein bis zwei Wochen exakt gleich. Es muss kein langes, aufwendiges Ritual sein, nur ein paar vorhersagbare Schritte beinhalten.

Lesen Sie dazu auch Kapitel 14 nach. Behalten Sie alle Schritte bei und versuchen Sie, das Pucken sanft abzugewöhnen, wie oben beschrieben.

Alle Veränderungen bezüglich des Schlafens brauchen meist einige Monate, bis sie verinnerlicht sind. Haben Sie Geduld, mit Ihrem Baby und mit sich selbst. Während Entwicklungssprüngen wachen Kinder generell öfter auf, egal ob gepuckt oder nicht. Zahnen, Drehen, Sitzen, Robben bringen den Schlafrhythmus gewaltig durcheinander.

12. Ab und zu alleine einschlafen

Kein Baby muss alleine einschlafen, aber es sollte hin und wieder die Möglichkeit haben, es zu versuchen. Vielleicht werden Sie überrascht sein, wie gut das klappt.

Neugeborene sind so süß und einfach nur zum Knuddeln. Es ist unglaublich schön, wenn sie im Arm, an der Brust oder im Tragetuch einschlafen, und gern genießt man es, wenn sie dort ausgedehnt schlafen. Genießen Sie diese Momente wirklich! In diesem Kapitel geht es darum, dass Ihr Baby nicht nur bei Ihnen einschlafen sollte. Wie so oft kommt es auf die Mischung an. Hin und wieder sollte es die Möglichkeit haben, auch alleine in den Schlaf zu finden.

Dabei geht es gar nicht so sehr um den Jetzt-Zustand, sondern um die kommenden Monate. Babys lieben es, sich in den Schlaf zu nuckeln, und das dürfen sie auch. Aber, wie bereits erwähnt, sollte

das kein Dauerzustand sein, da sich das Kind sonst daran gewöhnt, sowohl beim Einschlafen als auch beim Übergang von einem Schlafzyklus in den nächsten. Kennt es mehrere Monate nichts anderes, glaubt es, dass Schlaf eben so funktioniert, alleine einschlafen wird dann beinahe unmöglich. Es wird lautstark protestieren, sobald es wach ins Bett gelegt wird, als wolle es sagen: »Was soll ich denn hier? Ich bin müde und will einschlafen. Das geht hier nicht. Nimm mich wieder hoch und hilf mir!«

Manche Eltern stört es überhaupt nicht, den Sandmann zu spielen, sie finden es sogar schön und freuen sich, Ihr Baby in den Schlaf zu begleiten und beim Weiter-

manchmal in sein Bettchen, den Stubenwagen, die Hängematte oder Federwiege,
wenn es schläfrig ist, aber noch nicht
schläft. Viele Neugeborene machen das
eher mit als ältere Babys, die bereits
verinnerlicht haben, dass sie Mama, Papa
oder eine andere Bezugsperson brauchen,
um einschlafen zu können. Wenn Ihnen
dieser Ansatz gefällt, probieren Sie ihn
einfach mal aus.

Zahlreiche Eltern sind überrascht, dass
es wirklich klappt: ein müdes, sattes,
zufriedenes Neugeborenes in sein Bettchen legen, wenn es schläfrig, aber noch
wach ist, und dann schläft es tatsächlich
alleine ein, ohne Meckern oder Tränen.
Manche Eltern, die bereits ein, zwei oder
auch fünf Kinder haben, sind regelrecht
geschockt, denn sie haben ihre anderen
Kinder über Monate (oder Jahre) in den
Schlaf begleitet, und sehen nun, dass
mein Ansatz tatsächlich funktioniert.

Schläfrig, nicht schlafend ablegen

Wie gut es klappt, hängt davon ab, wie alt
Ihr Kind ist, wie es bislang eingeschlafen
ist und natürlich, wie immer, von seinem
Temperament.

schlafen zu helfen, sowohl tagsüber als
auch nachts und auch noch nach dem ersten Geburtstag. Einige Babys können im
Körperkontakt einschlafen und danach im
eigenen Bett lange weiterschlafen. Trifft
das auf Sie beziehungsweise Ihr Kind zu,
brauchen Sie dieses Kapitel nicht zu lesen.
Blättern Sie zum nächsten Kapitel vor
oder überfliegen Sie dieses nur. Sie können hier noch einmal nachlesen, wenn Sie
später wollen, dass Ihr Kleines doch hin
und wieder alleine einschläft.

Alle anderen Eltern lesen jetzt weiter.

Sie können verhindern, dass Ihr Kind
beim Einschlafen vollkommen von Ihnen
abhängig wird. Legen Sie es einfach

Und es gibt noch einen Faktor, der über Erfolg und Misserfolg entscheidet: Sie müssen Ihr Baby genau im richtigen Moment ablegen, wenn es gerade satt und genau im richtigen Maß müde ist. Weder übermüdet oder weinend, noch zu wach und aufmerksam.

In den ersten Wochen, wenn Sie Ihren Nachwuchs kennenlernen, werden Sie herausfinden, wann genau dieser passende Moment ist. Dafür sind zwei Dinge wichtig. Zum einen müssen Sie seine Müdigkeitsanzeichen, wie in Kapitel 7 »Die innere Uhr (Seite 102)« beschrieben, erkennen können. Zum anderen muss Ihr Kleines insgesamt zur richtigen Zeit genügend schlafen. Auch dazu finden Sie Informationen und eine Tabelle in diesem Buch.

Wenn Sie Ihr Baby in den Schlaf stillen oder tragen, braucht es meist nicht mehr. Das klappt sogar bei einem Baseballspiel, einem Konzert oder auf einer lauten Party. Soll es jedoch alleine einschlafen, müssen Sie für die passende Schlafumgebung sorgen. Das Zimmer sollte abgedunkelt sein. Es sollte leise sein mit Ausnahme von weißem Rauschen oder ruhiger Musik. Bett und Kleidung sollten kuschelig und einladend sein. Je nach Baby können ein Schlafsack, Pucken oder ein Schnuller helfen.

Eigentlich gar nicht so schwer

Es ist eigentlich gar nicht so schwer, Baby und Umgebung auf das Einschlafen vorzubereiten:

- Das Baby sollte satt, trocken und angemessen müde sein.
- Bettchen und Zimmer sollten gemütlich, kuschelig und einladend sein.
- Stellen Sie weißes Rauschen oder einschläfernde Musik an.

- Unterstützen Sie Ihr Kind beim Einschlafen, indem Sie es stillen/füttern, im Arm halten oder wiegen.
- Pucken Sie oder bieten Sie einen Schnuller an, wenn Ihr Baby diesen gewöhnt ist.
- Legen Sie es ins Bettchen, wenn es schläfrig und kurz vor dem Einschlafen ist.

Bleiben Sie flexibel

Es ist nicht gefährlich, wenn Ihr Baby in Ihren Armen einschläft. Niemals würde ich raten, dass Sie sich solch wunderbare Momente entgehen lassen! Glauben Sie mir, ich habe meine vier Kinder und meinen Enkel unzählige Male glücklich in meinen Armen schlummern lassen. Es geht darum, ein gutes Gleichgewicht zu finden zwischen so einer Art Einschlafbegleitung und dem Einschlafen alleine im Bettchen, wenn das Baby schläfrig und entspannt ist, aber noch nicht schläft. Wenn Ihr Kind auch alleine einschlafen kann, haben Sie die Freiheit, Ihrem Kleinen nicht mehr bei jedem einzelnen Tagschlaf, jeden Abend und jede Nacht in den Schlaf helfen zu müssen. Dann könnten Sie zum Beispiel in Ruhe duschen, das Geschwisterkind ins Bett bringen oder etwas Paarzeit genießen. Selbst wenn Sie überzeugte Verfechter des Familienbettes und eines bindungsorientierten Erziehungsstils sind, kann ein wenig babyfreie Zeit sehr erholsam sein. Außerdem können dann auch andere Personen Ihr Baby ins Bett bringen, wenn Sie nicht da sind: die Großeltern, Tanten, Onkel, ein Babysitter.

Das Verhältnis von Einschlafbegleitung zu selbständigem Einschlafen wird bei jeder

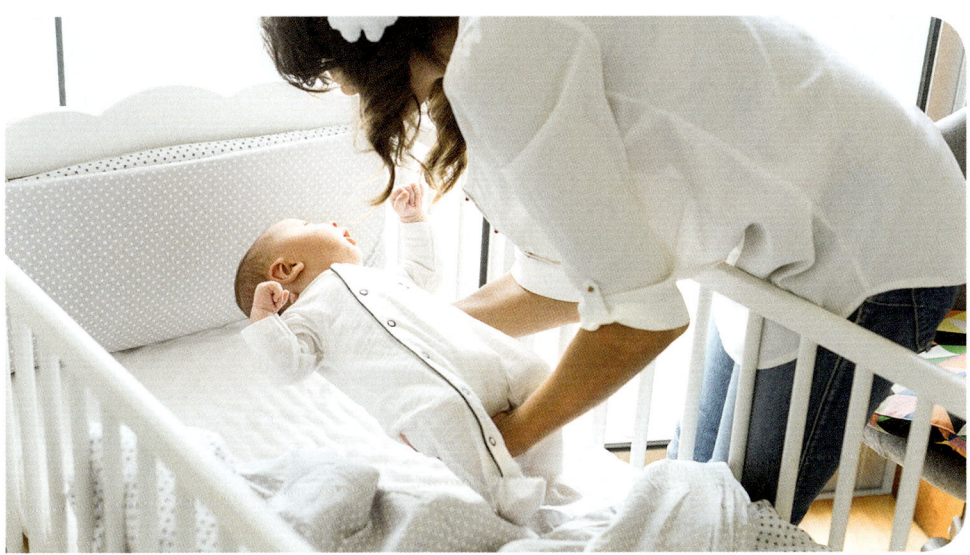

Familie unterschiedlich ausfallen, aber ich schlage vor, dass Sie Ihrem Baby wenigstens bei einem Viertel aller Schläfchen die Gelegenheit geben, alleine in den Schlaf zu finden. Wenn Ihr Kleines es nicht regelmäßig versucht, wird es umso mehr dagegen kämpfen, denn jeder Versuch ist dann wie eine völlig neue Erfahrung.

Auch wenn Ihr Baby sich manchmal schläfrig ablegen lässt, ist es unwahrscheinlich, dass es immer klappt. Manchmal schläft es alleine ein, manchmal eben nicht. Das ist vollkommen normal. Wenn es sich nicht beruhigt, sondern meckert, können Sie es streicheln, sanft klopfen oder auch wieder aus dem Bettchen nehmen, erneut stillen/füttern, einen Schnuller anbieten oder weiterkuscheln. Versuchen Sie es nach einigen Minuten noch einmal – oder auch nicht. Es darf auch im Körperkontakt schlafen. Probieren Sie es einfach beim nächsten Einschlafen oder am nächsten Tag wieder. Es gibt keine Vorschriften. Machen Sie das, was am besten zu Ihnen und Ihrem Baby passt.

Wenn es weder schläft noch weint

Wenn Ihr Baby friedlich und entspannt ist, lassen Sie es ruhig im Bettchen. Auch für ein Kind kann etwas ungestörte Zeit für sich schön sein. Manche genießen einfach nur hin und wieder ein paar Minuten, ohne etwas zu tun. Haben Sie natürlich dennoch ein Auge auf Ihr Kleines oder bleiben Sie mit einem Ohr bei ihm. Das gilt auch für wenige Tage alte Neugeborene, wenn sie ansonsten genügend Zeit mit ihren Bezugspersonen verbringen.

Haben Sie Ihr müdes Baby ins Bett gelegt, es findet aber nicht in den Schlaf, dürfen Sie ihm natürlich helfen. Besonders, wenn es dieses neue Arrangement noch nicht kennt. Summen oder singen Sie, machen Sie beruhigende Geräusche, wiegen Sie den Stubenwagen oder streicheln Sie Babys Bäuchlein, bis es wegdöst. Bewegen Sie Ihre Hand erst langsamer und ruhiger, lassen Sie sie dann noch eine Weile an Ort und Stelle liegen und nehmen Sie sie erst dann sanft weg, wenn Ihr Kleines eingeschlafen ist. Auch eine Schaukelwiege ist für die ersten Versuche, tagsüber alleine einzuschlafen, eine Möglichkeit Lesen Sie dazu Kapitel 14. »Einschlafrituale (Seite 186)« nach.

Und wenn es nur ganz kurz schläft?

Am Anfang ist es egal, wie lange Ihr Baby schläft. Selbst fünf Minuten sind schon ein Erfolg, immerhin ist Ihr Baby allein im Bettchen eingeschlafen! Juchu! Wenn Sie am Ball bleiben, wird es sehr wahrscheinlich bald länger am Stück schlafen. Das kann besonders im Hinblick auf die Zukunft ein Segen sein, wenn Ihr Kleines dann tagsüber oder nachts länger schläft, weil es diese liebevolle Routine bereits kennt.

Hat es zu kurz geschlafen, nehmen Sie es hoch und helfen Sie ihm mit den bewährten Mitteln wieder in den Schlaf. Wenn Sie möchten, können Sie es dann ins Bett zurücklegen oder bei sich schlafen lassen und es einfach später noch einmal versuchen.

Falls es auf dem Arm oder an der Brust einschläft

Das ist weniger eine »Was ... falls«-Frage, als vielmehr eine »Immer ... wenn«-Sache. Neugeborene schlafen nun mal viel. Sind sie müde, schlummern sie leicht beim Trinken oder Tragen ein. Muttermilch und Stillen an sich fördern das Einschlafen. Das ist ganz natürlich. Ihr Kleines wird also oft so schnell einschlafen, dass Sie es gar nicht wach ablegen können. Das ist vollkommen in Ordnung. Setzen Sie sich

nicht unter Druck. Behalten Sie meinen Ansatz einfach für später im Hinterkopf.

Nicht jedes Neugeborene kann alleine einschlafen

Vielleicht haben Sie es schon unzählige Male probiert und immer hat Ihr Kleines Sie bloß mit großen Augen angesehen und sich beschwert, sobald Sie sich nur nach vorne beugen, um es abzulegen. Sie fragen sich, was Sie falsch machen? Nichts! Manche Neugeborene können einfach partout nicht alleine einschlafen. Sie meckern, nörgeln und sind ganz unleidlich, bis ihnen beim Einschlafen geholfen wird. Ich habe mittlerweile mit mehreren tausend Kindern gearbeitet und bin fest überzeugt, dass es manchen Babys einfach schwerer fällt, sich an das Leben außerhalb des Mutterleibs zu gewöhnen. Vorbei ist es mit Körperkontakt, Wiegen, Schaukeln, beruhigenden Geräuschen rund um die Uhr. Weniger als 24 Stunden diese Rundum-Versorgung, die sie gewöhnt sind, scheint nicht akzeptabel zu sein. Es braucht einfach wirklich mehr Unterstützung beim Einschlafen.

Aber Achtung, gehen Sie nicht einfach davon aus, dass Ihr Baby zu diesen Kindern gehört, bis Sie nicht die bisherigen Vorschläge aus diesem Kapitel und diesem Buch mehrmals über mehrere Wochen ausprobiert haben. Einige Kinder brauchen etwas länger, also geben Sie Ihrem Baby auch mehrmals eine Chance.

Haben Sie Ihr Kleines nun mehrmals schläfrig, aber noch nicht schlafend, abgelegt und es hat kein einziges Mal geklappt, gehört es wohl tatsächlich zu den Kindern, die mehr Unterstützung brauchen, zumindest im Moment. Versuchen Sie es einfach in ein paar Wochen oder in ein bis zwei Monaten erneut. Die Zeit ist auf Ihrer Seite.

Entscheiden Sie situativ

Und wenn Sie vorhaben, Ihr Baby wach ins Bett zu legen, es aber beim Stillen, Füttern oder Kuscheln einschläft? Was dann? Genießen Sie diesen Moment einfach! Legen Sie es entweder schlafend ab oder lassen Sie es bei sich weiterschlafen, ganz wie Sie möchten. Ihr Kind ist nur eine kurze Zeit so klein, also genießen Sie es.

Tagsüber oder auch nachts?

Sie können es sowohl tagsüber als auch nachts versuchen. Schnell werden Sie herausfinden, wann es für Sie und Ihr Baby besser funktioniert. Manche Neugeborene clusterfeeden am Nachmittag, was bedeutet, dass sie im Wechsel Stillen-Schlafen-Stillen-Schlafen und dann die erste nächtliche Schlafphase etwas länger ausfällt. Einige Schlafen beim Trinken so schnell ein, dass man gar keine Chance hat, sie wach ins Bett zu legen. Zu anderen Tageszeiten klappt es vielleicht besser. Manche Kinder brauchen beim abendlichen Einschlafen mehr Unterstützung, lassen sich aber nachts nach dem Stillen oder Füttern vielleicht einfacher schläfrig ins Bettchen legen. Probieren Sie aus, was bei Ihnen zu Hause am besten klappt.

Die richtige Bewegung macht's

Schläft Ihr Baby immer auf Ihrem Arm ein und Sie wissen nicht, wie Sie es ablegen sollen? Dann habe ich eine Idee. Viele Babys merken sich, wo sie eingeschlafen sind (beispielsweise auf dem Arm oder an der Brust). In der Leichtschlafphase (in der sich Neugeborene häufig befinden) spüren sie die Bewegung, dass sie gleich abgelegt werden, schrecken auf und beschweren sich. Dann könnten Sie die Vorgehensweise so verändern, dass Ihr Baby beim Einschlafen sein Bettchen noch wahrnimmt.

Achten Sie darauf, dass der Schlafplatz warm und gemütlich ist. Wenn Sie Ihr Kleines ablegen, rütteln Sie es noch einmal sanft, damit es etwas aufwacht und mit einem Auge seine Umgebung wahrnimmt (»Ach, ich bin ja im Bett.«). Beruhigen Sie es dann mit Geräuschen (»schh-hh«), tätscheln oder streicheln Sie, damit Ihr Baby schnell weiterschläft. Probieren Sie ein wenig herum, denn Sie wollen ja nur, dass Ihr kleiner Schatz ganz kurz wach wird, aber nicht komplett aufwacht und meckert. Einige Babys brauchen aber ein ausgeklügelteres Ritual, zum Beispiel den Pantley-Tanz.

Der Pantley-Tanz

Es passiert gar nicht mal so selten, dass ein Baby auf dem Arm einschläft, dann aber wach wird, sobald es nur sein Bettchen berührt. Wenn die sanften Bewegungen nicht reichen – müssen Sie eben tanzen! Der Unterschied zwischen dem warmen Körperkontakt und der flachen, bewegungslosen Matratze ist einfach zu

groß. Manche Babys wachen direkt wieder auf. Anstatt Ihren kleinen Schatz also einfach abzulegen, versuchen Sie doch mal, ihn mittels des Pantley-Tanzes sacht ins Bett gleiten zu lassen.

1. Schritt Bereiten Sie Babys Bett und Zimmer vor. Zum Beispiel: Vorhänge zu, weißes Rauschen an, das Telefon aus, weiche Bettbezüge, eventuell das Kind pucken.

2. Schritt Tragen oder stillen/füttern Sie Ihr Baby wie gewohnt, lassen Sie es in Ihren Armen ruhig und schläfrig werden. Es soll entspannt, aber noch nicht eingeschlafen sein. Dann beginnen Sie mit dem »Pantley-Tanz.« Bei den ersten Versuchen warten Sie am besten, bis Babys Äuglein zugefallen sind. Nach ein paar Tagen können Sie schon früher beginnen.

Die richtige Halteposition finden Sie durch Ausprobieren heraus. Halten Sie Ihr Baby aufrecht oder Bauch an Bauch und danach in Rückenlage (die sicherste Schlafposition), bedingt wahrscheinlich alleine dieser Positionswechsel, dass es wach wird. Bevorzugen Sie eine eher liegende Position mit Blickrichtung nach oben, so wie es dann auch im Bettchen liegen wird. Nach dem Stillen können Sie Ihr Baby in Ihren Armen auf den Rücken drehen.

3. Schritt Singen, summen, murmeln Sie leise oder machen Sie andere beruhigende Geräusche, während Sie Ihr Baby in Ihren Armen wiegen, wippen, es leicht klopfen oder sich anders sanft bewegen. Verbinden Sie Ton und Bewegung. Nach ein paar Minuten hören Sie damit auf und bleiben ein paar Minuten bewegungslos und leise stehen. Danach bewegen Sie sich erneut. Wechseln Sie zwischen Ton, Bewegung und Stille ab, während Sie Ihr Baby zum Bett tragen. Gehen Sie ein paar Schritte, bleiben Sie dann wieder leise stehen. Sie tänzeln quasi zum Bettchen.

Manchen Kindern macht dieser Wechsel von Ton und Bewegung zu Stille nichts aus, anderen fällt es leichter, wenn Sie die ganze Zeit singen oder summen. Probieren Sie einfach aus, womit Ihr Baby am besten zurechtkommt. Wenn Sie immer das gleiche Lied singen oder dieselbe Melodie summen, kann das ein fester Bestandteil des Einschlafrituals werden und Ihr Kind verbindet dieses Geräusch mit der Schlafenszeit.

4. Schritt Machen Sie mit dem Pantley-Tanz weiter, bis Sie Ihr Kind abgelegt haben. Legen Sie es so ins Bettchen, dass zunächst nur die Füße die Matratze berühren, halten Sie dann inne. (Eventuell müssen Sie weitersummen.) Bewegen Sie sich dann wieder sanft und legen Sie Ihr Kleines dann langsam ab, von unten nach oben: Füße, Beine, Po, Rücken und Kopf.

5. Schritt Berühren Sie Ihr Baby sanft mit Ihrer freien Hand. (Vielleicht müssen Sie es auch tätscheln, streicheln oder Ihre Hand ruhig auf Brust, Bauch, Beine oder Köpfchen legen.) Singen Sie weiter und wechseln Sie zwischen Tätscheln oder Streicheln und Reglosigkeit ab. Ziehen Sie dann Ihre andere Hand unter Babys Rücken hervor. Singen Sie weiter, werden Sie aber langsam leiser. Davor sollten Sie bereits das weiße Rauschen oder Einschlafmusik angestellt haben, die dann als Hintergrundgeräusch läuft.

Wenn Ihr Baby jetzt oder in 20 Minuten wach wird oder sich rührt, legen Sie beide Hände auf es, streicheln oder klopfen Sie sanft und singen oder summen Sie wie zuvor. Vielleicht findet es wieder in den Schlaf.

6. Schritt Bleiben Sie bei Ihrem Kind oder nutzen Sie ein Babyphone. Wird Ihr Baby wach, bevor es ausreichend geschlafen hat, können Sie noch einmal versuchen, es wie zuvor zum Schlafen zu bringen. Sobald Ihr Baby wach ist, sollten

Sie schleunigst bei ihm sein, es wieder tätscheln, summen oder singen. (Natürlich nur, wenn es wirklich wach ist und nicht nur Schlafgeräusche macht. Halten Sie kurz inne und lauschen Sie. Selbstverständlich stillen und füttern Sie es direkt, wenn es wach und hungrig ist.)

Hinweis: Wenn es Ihnen irgendwann zu viel wird oder Ihr Baby weint, nehmen Sie es auf den Arm und beginnen Sie dann oder auch erst am nächsten Tag bei Schritt 1. Sie möchten ja eine beruhigende Einschlafroutine entwickeln und nicht, dass Ihr Kind direkt weint, wenn es merkt, was gleich passiert.

Bleiben Sie beharrlich, dann klappt es mit der Zeit. Dieser sanfte Tanz zeigt Ihrem Kleinen, dass der Übergang vom Arm ins Bettchen friedlich und angenehm ist und es sich nicht davor fürchten muss.

Und wenn das alles nicht klappt?

Gehört Ihr Baby zu den Kindern, die beim Einschlafen Hilfe brauchen, müssen Sie nicht gleich das Handtuch werfen und es nur noch im Körperkontakt schlafen lassen, es sei denn, Sie möchten es. (Ändern Sie nichts, wenn Sie beide zufrieden sind!) Aus einem Neugeborenen wird jedoch schnell ein sechs, acht, zwölf Monate altes Kind, das immer noch Hilfe beim Einschlafen und Weiterschlafen braucht. Oft ist es eine Frage des Timings. Heute wehrt es sich vielleicht vehement, doch nächste Woche könnte die Welt schon anders aussehen. Bleiben Sie also entweder am Ball oder lassen Sie diesen Ansatz ganz sein. Sie können immer noch damit anfangen, wenn Sie soweit sind.

Wenn Sie möchten, dass Ihr Baby auch alleine ein- und weiterzuschlafen lernt, sollten Sie ihm nur so viel Unterstützung geben, wie nötig ist. Finden Sie das Gleichgewicht zwischen Einschlafbegleitung und Selberschlafen.

Jede Mischung ist hilfreich. Jedes Kind ist einzigartig, auch Neugeborene. Der wichtigste Schlüssel zu gutem Schlaf besteht darin, dass Sie Ihr Baby verstehen lernen. Ich möchte nicht, dass irgendjemand denkt, er müsse von Anfang an am Schlafverhalten des Babys »hart arbeiten.« Jede Kleinigkeit, die Sie in der ersten Zeit tun, wird sich in den kommenden Wochen und Monaten bezahlt machen. Also atmen Sie gelassen durch und lernen Sie Ihren kleinen Schatz kennen.

13. Rhythmische Bewegungen

Bewegungen, egal ob Schaukeln, Wiegen oder sanftes Klopfen, sind nicht nur beruhigend, sondern verhelfen Ihrem Baby auch zu himmlischem Schlaf.

Vor der Geburt schlief Ihr Baby stets in einem Bett aus Fruchtwasser, das sich bei jedem Ihrer Schritte und jeder Bewegung mitbewegte. Sie sind gegangen, Treppen gelaufen, vielleicht sogar gejoggt, Rad gefahren oder haben an einer Aerobic-stunde teilgenommen. Und wenn Sie gern auf dem Schaukelstuhl saßen – stellen Sie sich mal vor, was dabei in Ihrem Bauch los war! Selbst während Ihres unterbro-chenen Schlafes (Schwangerschaft sei Dank!) haben Sie Ihr Kleines jede Nacht vermutlich von einer Seite auf die andere gerollt. Möchten Sie ein Gefühl dafür bekommen, was Ihr Baby im Mutterleib erlebt hat? Stellen Sie sich hin, legen Sie beide Hände fest auf den Bauch und gehen Sie im Haus umher, laufen Sie die

Treppen hoch und runter, beugen Sie sich nach vorn, als würden Sie die Wäsche machen oder die Spülmaschine ausräu-men, und laufen Sie auf der Stelle. In die-ser Umgebung hat Ihr Kleines geschlafen – Tag für Tag bis zu seiner Geburt. Können Sie jetzt nachvollziehen, warum es für Ihr Baby unangenehm sein kann, flach auf dem Rücken auf einer festen Unterlage zu liegen? Im Bauch schwamm es die ganze Zeit und wurde in den Schlaf geschaukelt.

Bei seiner Geburt hat es sich nicht plötz-lich in ein anderes Wesen verwandelt – es ist noch dasselbe wie zuvor. Die ersten drei Lebensmonate werden deshalb oft als »das vierte Schwangerschaftstrimes-ter« bezeichnet. Es braucht Zeit, bis ein

passende Bewegung dabei helfen, dass Ihr Neugeborenes einschläft und weiterschläft.

Schlaf in Bewegung – wie im Mutterleib

Neugeborene schlafen besonders gern bei rhythmischer Bewegung, da es sie an ihr Leben im Mutterleib erinnert, und zwar auf vierfache Weise:

- Rauschen: Bewegen Sie sich mit Baby auf dem Arm, in einem Tragetuch oder einer Tragehilfe, ist Ihr Kleines mit seinem Kopf direkt an Ihrem Körper und es hört Ihren beruhigenden, vertrauten Herzschlag und das Gluckern in Ihrem Verdauungstrakt. In einer elektrischen Babyschaukel hört es das weiße Rauschen des Motors, das Klicken beim Vor- und Zurückschaukeln und vielleicht auch noch zusätzliches weißes Rauschen oder sanfte Musik. Solche Geräusche beruhigen Ihr Kind nicht nur, sondern überdecken auch störende Geräusche. Außerdem sind sie ein guter Anker, der besagt: Schlafenszeit.

Baby sich an das Leben außerhalb des Bauches gewöhnt hat. Oft sogar länger als drei Monate. Dann kann es sein, dass es sich bereits an Einschlafen in Bewegung gewöhnt hat. Fragen Sie doch mal einen Erwachsenen, der Schaukelstühle, Schwingsessel, Hängematten mag oder gerne mit Zug oder Schiff fährt. Er wird Ihnen bestätigen, dass sanfte Bewegung sehr beruhigend und entspannend ist.

Seit Menschengedenken werden Babys in den Schlaf gewiegt, etwas ganz Natürliches, um ihnen beim Entspannen und Einschlafen zu helfen. Eltern versuchen instinktiv, ihre Kinder durch rhythmische Bewegung zu beruhigen, einfach weil es so gut funktioniert. In den ersten Wochen kann die

- Vorhersehbare Rituale. Frische Windel, Milch, ab ins Tuch oder ins Bettchen, Musik, dazu Bewegung und zack, Zeit zu schlafen! Jedes Mal der gleiche Ablauf, eine vorhersehbare, verlässliche Routine.

- Bewegung. Sanftes, beständiges Schaukeln erinnert an das angenehme Wiegen, das Ihr Baby aus dem Mutterleib kennt. Es ist diese Art Schaukeln, mit dem Eltern ihre Kinder seit Menschengedenken beruhigen. Wenn Sie das oft machen, schaukeln Sie vielleicht sogar manchmal intuitiv, auch wenn Sie Ihr Kleines gar nicht auf dem Arm halten.
- Eingekuschelt. Eingekuschelt in ein Tragetuch oder in der Babyschale angeschnallt kann Ihr Baby sich nicht durch seine eigenen Bewegungen von Armen und Beinen wecken. Außerdem kann es sich auch nicht frei bewegen und sich somit auch nicht selbst vom Schlafen abhalten. Es liegt eingekuschelt in einem gemütlichen »Nest«, fast so wie in Ihrem Bauch.

Diese vier Punkte sind gemeinsam ein unschlagbares Team, um Ihr Neugeborenes in den Schlaf zu bringen. Sie beruhigen Ihr Baby, helfen ihm beim Entspannen und Einschlafen. Und sie helfen auch dann, wenn ein Kind von einem Schlafzyklus zum nächsten wechselt (etwa alle ein bis zwei Stunden) oder durch Geräusche wach wird, denn so kann es in den Schlaf zurückfinden, bevor es ganz wach ist.

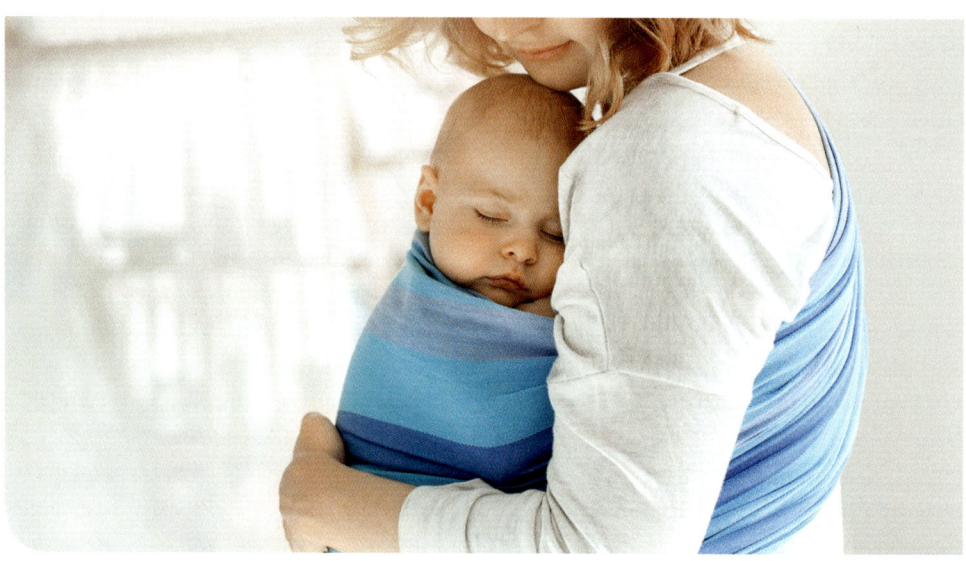

Oft packen wir unbeabsichtigt noch eine fünfte Sache obendrauf: ein sanftes Summen. Wenn Sie Ihr Baby tragen, hört es beständig den Singsang Ihrer Stimme, andere Menschen und all die Geräusche der Welt. Eine Babyschaukel oder Federwiege steht normalerweise in dem Zimmer, in dem man sich meistens aufhält, also mitten unter Menschen, wohingegen das Bettchen in einem anderen Zimmer steht. Kinder sind von Natur aus gern unter Menschen. Vielleicht fällt es Ihnen gar nicht auf, aber allein Ihre Anwesenheit und die leisen Stimmen und Geräusche im Haushalt können schon sehr beruhigend sein.

Babys schlafen im Allgemeinen besser, wenn wir Ihnen eine Umgebung schaffen, die sie an ihr Leben im Mutterleib erinnert. Deshalb schlafen kleine Babys so gern an einem warmen Ort, fest umschlossen, mit sanften Geräuschen und Bewegungen.

Weitere Vorteile

Dass wir Babys instinktiv im Arm oder in einer Wiege schaukeln, wirkt sich auch positiv auf ihre Entwicklung aus, zum Beispiel auf den Vestibularapparat, der für das Gleichgewicht zuständig ist. Dieser entwickelt sich bereits im Mutterleib, wird aber erst nach der Geburt perfektioniert. Er koordiniert Bewegungen und ist unter anderem für die Verknüpfung der Nervensysteme von Innenohr, Augen, Armen und Beinen zuständig.

Es steht außer Frage, dass Kinder mehr vestibuläre Stimulation möchten als Erwachsene. Kinder lieben es, zu schaukeln, sich zu drehen, zu rollen, zu springen, herumzuwirbeln und Purzelbäume zu schlagen. Jedes Kind hat andere Vorlieben in Bezug auf Bewegungsart, Häufigkeit und Intensität. Das fängt schon bei Neugeborenen an. Manche mögen sanftes Wiegen, andere wollen es wilder. Vielleicht finden Sie ein monotones Wiegen, Schaukeln und Geschunkel langweilig, aber Ihr Baby liebt es. Machen Sie sich keine Sorgen, all diese Bewegungen tun Ihrem Kind gut.

Babys, die an Koliken oder Reflux leiden, eine Erkältung oder andere Erkrankungen haben, profitieren meist von sanften Bewegungen, was wiederum ihr Unwohlsein mildert. Behinderte Kinder und Babys mit Störungen im Bereich der Sinneswahrnehmung profitieren von Babyschaukel, Federwiege, Hängematte oder Wippe. Fragen Sie bei Ihrem Kinderarzt nach.

Geeignete Bewegungsarten für Neugeborene

Es gibt zahlreiche Bewegungsarten, die Neugeborenen gut tun, besonders, wenn wir sie beruhigen oder zum Schlafen bringen wollen. Manche Bewegungen sind wunderbar und können gar nicht genug gemacht werden, andere sind in Maßen gut, einige wenige sollte man ganz vermeiden. Schauen wir uns das mal genauer an.

In Ihrem Arm, dem Tragetuch oder einer Tragehilfe

Am ähnlichsten kommt das Gefühl dem aus dem Mutterleib, wenn Ihr Baby in Ihren Armen, einem Tragetuch oder einer geeigneten Tragehilfe getragen wird – der ideale Schlafplatz für ein Neugeborenes. Solange es Sie nicht stört und Sie sich dabei wohl fühlen, sind solche Schläfchen im Körperkontakt für Ihr Baby das reinste Vergnügen und ein Endorphinschub für Sie.

Viele Eltern genießen es, doch nur die wenigsten wollen das nächste Jahr oder noch länger dafür bereitstehen. Deshalb sollten Sie darauf achten, dass Ihr Baby nicht jedes Tagschläfchen so verbringt und nicht ausschließlich auf diese Weise abends einschläft. Schnell wird es zur Routine und Sie der Sandmann, ohne den Ihr Baby nicht einschlafen kann. Lassen Sie es auch regelmäßig auf andere Weise in den Schlaf finden. Lesen Sie dazu Kapitel 13. »Rhythmische Bewegungen (Seite 172)« nach.

Tragetücher und Tragehilfen sind eine tolle Erfindung, um Ihr Kind zu tragen und dabei dennoch beide Hände frei zu haben. Nach einem langen Tag beruhigen sich Babys in der Trage gut, besonders während abendlicher Schreiphasen oder wenn Sie selbst völlig am Ende sind. Kinder merken es, wenn ihre Eltern angespannt sind. Arme, Schultern und Rücken geben irgendwann nach – ein Tuch oder Tragehilfe ermöglicht es, länger entspannt zu tragen.

Bitte nutzen Sie Tuch oder Tragehilfe korrekt. Die wichtigsten Sicherheitshinweise:
• Nutzen Sie nur Tücher oder Tragehilfen, die für Alter und Gewicht Ihres Kindes sowie Ihre eigene Statur geeignet sind. Lesen Sie die Anleitung des Herstellers.
• Tragen Sie Kinder ausschließlich aufrecht.

- Die Trage sollte so eingestellt sein, dass sie Babys Rücken stützt, aber dennoch genug Platz zum Atmen lässt.
- Tragen Sie Bauch an Bauch. Die Knie Ihres Kindes sollten höher sein als sein Po, damit die Anhock-Spreizhaltung (auch Froschhaltung oder M-Position) gegeben ist. Tragen Sie Ihr Kind niemals in einer Tragehilfe oder einem Trage-tuch mit dem Gesicht nach vorn, da das schlecht für seinen Rücken ist. Sobald Ihr Kind frei sitzen kann, können Sie es in allen Tragehilfen auch auf dem Rücken tragen. Bei einigen Tragehilfen geht das schon früher, im Tragetuch sogar ab Geburt. Eine Trageberaterin kann Ihnen dabei helfen.
- Sie sollten das Gesicht Ihres Babys sehen, wenn Sie zu ihm nach unten blicken. Es sollte weder vom Stoff ver-deckt noch in Ihren Körper vergraben sein.
- Sein Kopf sollte nicht auf seiner Brust ruhen, denn das könnte die Atmung behindern.
- Achten Sie auf die Kopf-Kuss-Höhe. Sie sollten Ihrem Baby problemlos ein Küsschen auf seinen Kopf geben können.
- Überprüfen Sie bei jedem Tragen, ob die Tragehilfe sicher verschlossen und passend eingestellt ist.

- Geben Sie Acht, wenn Sie während des Tragens kochen oder im Garten arbeiten. Sie möchten ganz sicher nicht aus Versehen hinfallen, Ihr Kleines stoßen, es verbrühen oder anderweitig verletzen.

Ihr Schoß + Schaukelstuhl = Schlaf

Ich wette, Schaukelstühle wurden nur für Mütter, Väter oder Großeltern erfunden, die ein Baby in den Schlaf wiegen müs-sen. Eine schöne Möglichkeit, wenn es Ihnen und Ihrem Kind gefällt. Viele Eltern klopfen zusätzlich sanft auf Babys Po oder Rücken.

Achtung: Auf einem Schaukelstuhl oder Schwingsessel besteht die Gefahr, dass Sie sich so entspannen, dass Sie ein-schlafen, was gefährlich werden kann, wenn Ihr Neugeborenes Ihnen entgleitet, sich einklemmt oder es nicht mehr frei atmen kann. Solange Sie wach bleiben oder jemand auf Sie und Ihr Kind achtet, schaukeln Sie ruhig!

Hüpfend auf dem Gymnastikball

Ob Sie es glauben oder nicht, aber das ist eine wirklich beliebte Variante, ein Baby zu beruhigen. Mit dem Kind im Arm auf dem Gymnastikball zu hüpfen, kann das Weinen recht zuverlässig beenden. Und wenn Sie Ihr Kleines dabei im Tragetuch oder einer Tragehilfe umgebunden haben, können Sie gleichzeitig Ihre Lieblingsserie schauen und etwas Sport machen!

Achten Sie aber darauf, dass dies nicht zur Zubettgeh-Routine wird. Wer nachts nur noch auf dem Ball hüpfen darf, hat es zuvor mit dieser Methode übertrieben.

Im Kinderwagen

Viele Babys schlafen gern im Kinderwagen. Die sanfte Bewegung beim Fahren schaukelt sie in einen langen Schlaf. Nebenbei tun auch Sie etwas für Ihre Fitness.

Wenn Sie täglich mit dem Kinderwagen spazieren gehen, versuchen Sie, die Uhrzeit der Schlafzeit Ihres Kindes anzupassen. Im Kinderwagen schläft auch das ein oder andere Kind friedlich ein, das sich vorher vehement gewehrt hat.

Klappt das nicht so einfach, reicht manchmal schon ein unebener Untergrund: Wiese, ein Kiesweg, Kopfsteinpflaster oder ein Holzsteg. Alternativ können Sie den Wagen auch leicht seitlich wippen oder einige Kabelbinder an den Vorderreifen befestigen, um einen unebenen Boden zu simulieren.

Wenn Sie nicht rausgehen können, holen Sie doch den Kinderwagen ins Haus. Gehen Sie dort spazieren, bis Ihr Baby einschläft. (Das klappt auch in einer kleinen Wohnung oder einem Zimmer. Fahren Sie einfach immer wieder über eine Türschwelle oder zusammengelegte Handtücher, vor und zurück.)

Ist Ihr Baby eingeschlafen, können Sie entweder Ihren Spaziergang fortsetzen oder den Kinderwagen ins Haus holen. Bleiben Sie aber dabei. Sobald Ihr Kleines sich regt, Geräusche von sich gibt oder die Augen öffnet, können Sie weitergehen oder wippen, falls es noch nicht lange genug geschlafen hat.

Sobald Ihr Kind älter ist und sich an seinen langen Tagschlaf im Kinderwagen gewöhnt hat, können Sie es auch an sein Bettchen gewöhnen. Gehen Sie kürzer und seltener zur Schlafenszeit spazieren. Arbeiten Sie darauf hin, dass es auch ohne Bewegung im Kinderwagen einschläft. Wenn es fest schläft, können Sie es in sein Bettchen legen, damit es sich an diesen Schlafplatz gewöhnt.

Im Auto

Etliche Kinder hassen die Babyschale und man kann sie gar nicht schnell genug daraus befreien. Aber anderen fallen die Augen zu, sobald das Auto rollt. Gehört Ihres dazu, ziehen Sie diese Variante vielleicht für den Tagschlaf in Betracht. Allerdings sind Autokindersitze nicht als Schlafplatz geeignet.

In ordnungsgemäß befestigten Sitzen darf Ihr Baby während der Fahrt dösen, wenn es korrekt angeschnallt ist. Sie sollten aber immer sehen, wie es ihm geht. Rücksitzspiegel werden an der Kopfstütze des Rücksitzes befestigt, sodass Sie Ihr Kind im Blick haben, auch wenn Sie nur zu zweit unterwegs sind. Sobald Sie angekommen sind, sollten Sie Ihr Baby aber aus dem Sitz nehmen. Bei längeren Schlafphasen kann ein Baby in sich zusammensinken, was wiederum die Atmung erschwert. Auch der Druck auf die Wirbelsäule ist nicht außer Acht zu lassen. Schläft Ihr Kleines nur beim Autofahren, lesen Sie noch einmal nach, wie Sie es auch an sein Bettchen oder einen anderen festen Schlafplatz gewöhnen.

Nachteile

Wie immer gibt es auch Nachteile. Nur bei Bewegung zu schlafen ist nicht gut.

Wenn sich Ihr Baby daran gewöhnt, nur noch in einer Babyschaukel, Wippe oder Wiege zu schlafen, haben Sie die Wahl, entweder zu Hause zu bleiben oder mit einem übermüdeten, überdrehten Kind unterwegs zu sein.

Zum Glück schlafen viele Babys, die diese Produkte mögen, auch gut im Tuch oder im Arm. Im Restaurant, im Kino oder bei Freunden können Sie Ihr Kleines auch tragen – und kommen unter Leute.

Wiege, Federwiege und Babyschaukel lassen sich schlecht mit in den Urlaub nehmen. Vielleicht können Sie aber ein ähnliches Modell ausleihen, zum Beispiel bei einem Babymarkt. Manche Hersteller bieten auch transportable Modelle an. Ansonsten ist auch ein Kinderwagen oder Liegebuggy eine Option. Tuch oder Tragehilfe passen sicherlich noch in jedes Reisegepäck.

Irgendwann ist Schluss. Jede Wiege oder Wippe hat eine Größen-, Gewichts- und Altersbegrenzung. Und das aus gutem

Grund. Bei einem zu großen Kind könnte das Gerät umkippen. Ein zu altes Baby kann sich schon drehen oder herausklettern. Glücklicherweise sind sie dann meist in ihrer Entwicklung so weit, dass sie auch ein normales Bettchen akzeptieren.

Ein Zuviel ist nie gut. Und manchmal merkt man gar nicht, wie viel Zeit Babys doch jeden Tag darin verbringen. Ein Zuviel können Sie umgehen, indem Sie Babyschaukel, Wippe und Co ausschließlich für den Tagschlaf nutzen. Ein waches Kind gehört sofort herausgenommen. Dann ist Zeit zum Spielen. Nutzen Sie die anfangs kurzen Wachphasen.

An Babys Köpfchen denken

Schläft Ihr Kind angeschnallt in einer Babyschaukel oder Wippe, kann es seinen Kopf meist kaum drehen. Wenn es auch sonst viel Zeit in anderen Sitzen (Babyschale, Liegeschale für den Hochstuhl) verbringt oder in Rückenlage liegt, könnte sich sein Hinterkopf abflachen (auch Plagiozephalus oder Brachyzephalus genannt). Beugen Sie vor:

• Begrenzen Sie die Zeit, die Ihr Kind täglich in allen Arten von halbaufgerichteten Sitzen und wach in der Rückenlage verbringt. (Schlafen sollte es natürlich immer auf dem Rücken.)

• Wenn Sie Ihr Baby schlafen legen, verändern Sie jedes Mal die Kopfhaltung: mal drehen Sie das Köpfchen etwas mehr auf die linke Seite, mal auf die rechte.

• Stellen Sie die Wiege jeden Tag oder jeden zweiten Tag woanders hin, damit Ihr Baby beim Einschlafen und Aufwachen immer mal andere Dinge sieht. Auch die Spielsachen, die Ihr Kleines sieht, können Sie immer mal anders positionieren.

• Achten Sie darauf, dass Ihr Baby jeden Tag viel aufrecht gehalten wird. Gerade beim Tragen entsteht gar kein Druck auf den Hinterkopf. Außerdem werden beim Tragen Babys Muskeln trainiert, damit es sein Köpfchen bald selbst halten kann.

• Tagsüber sollte Ihr Kleines in seiner Wachphase immer wieder auf dem Bauch liegen. Das verhindert nicht nur Druck auf das Köpfchen, sondern sorgt dafür, dass Nacken- und Rückenmuskulatur gekräftigt wird. Beides braucht es, um sich zu drehen und zu bewegen.

Wie viel ist zu viel?

Was ist nun die ideale Mischung zwischen Schlafen in Bewegung und Schlafen im Bettchen? Die Antwort fällt für jedes Kind und jeden Erwachsenen anders aus. Natürlich kann es zu einer Art Abhängigkeit führen, wenn Ihr Baby tagsüber ausschließlich in Bewegung einschläft. Alle Kinder profitieren von einer guten Balance.

Egal, was Ihr Baby bevorzugt, wenigstens einen Tagschlaf sollte es täglich im Bettchen machen und dazu einen Teil der Nacht dort, in einer Wiege oder einem Beistellbettchen schlafen. Wenn es denn mitmacht. Kann Ihr Kind auf verschiedene Arten einschlafen, sind Sie flexibler und können später auch einfacher die Schlafplätze verändern.

Um eine langfristige Abhängigkeit zu vermeiden, kann es sinnvoll sein, Ihr Baby nur so lange in Bewegung zu lassen, bis es entspannt und schläfrig, aber noch nicht eingeschlafen ist. So beruhigt die Bewegung Ihr Kind, es gewöhnt sich aber dennoch daran, »ohne Bewegung« einzuschlafen.

Die Mischung macht's

In den ersten Wochen darf Ihr Neugeborenes so oft in Bewegung einschlafen, wie es will, wenn Ihr Arzt sein Okay gibt. Nach dieser Zeit empfehle ich aber, Tagschlaf in Bewegung und im Bettchen abzuwechseln. Lesen Sie dazu auch Kapitel 14 »Einschlafrituale (Seite 186)« nach. Werden Babys in den ersten Monaten in den Schlaf gewiegt oder geschaukelt, verweigern sie später den Tagschlaf im Bettchen. Überlegen Sie also auch im Hinblick auf die Zukunft.

Neugeborene schlafen meist besser in Babyschaukeln oder beweglichen Wiegen oder Stubenwagen. Wenn Ihr Neugeborenes anders gar nicht zur Ruhe kommt, dann ist das eben so. Genießen Sie diese kostbaren ersten Wochen und machen Sie sich keine Sorgen. Versuchen Sie es einfach in ein paar Wochen oder in einem Monat erneut.

Wann ans Bettchen gewöhnen?

In der Neugeborenenzeit ist das noch nicht nötig, wenn Sie alle Sicherheitshinweise beachten, egal ob Ihr Kleines im Tragetuch oder einer Babyschaukel schläft.

Oberste Priorität hat, dass Sie einander kennenlernen, alle ruhig und zufrieden sind und die gemeinsame Zeit genießen. Wenn Tagschläfchen in Bewegung dazugehören, dann ist das so. In den ersten Monaten nach der Geburt akzeptieren die meisten Babys auch, auf einer unbeweglichen Matratze zu schlafen. Einige brauchen etwas länger oder mehr Unterstützung. Es gibt kein festes Datum, wann Sie Ihr Kind umgewöhnen müssen. Es hängt immer vom Kind ab. Die folgenden Fragen sollen Ihnen bei der Entscheidungsfindung für den richtigen Moment helfen:

- Stimmt die Gesamtschlafzeit Ihres Kindes tagsüber mit der Tabelle in diesem Buch überein? Schläft es lange und häufig genug?
- Ist es noch sicher? Oder ist Ihr Kind bezüglich Alters- oder Größenangabe des Herstellers bereits zu groß?
- Werden die Tagschläfchen in Bewegung anstrengend oder gibt es einen anderen Grund, warum Ihr Kind jetzt an das Schlafen im Bettchen gewöhnt werden soll?

Und wie gewöhnt man es nun ab?

Wenn das Schlafen in Bewegung, aus welchen Gründen auch immer, für Ihre Familie nicht mehr passt, dürfen Sie Ihr Baby daran gewöhnen, auch ohne Bewegung zu schlafen. Aber gehen Sie langsam vor. Ein paar Vorschläge dafür:

Bewegen Sie Ihr schlafendes Baby Ist Ihr Baby tief eingeschlafen, versuchen Sie, es abzulegen und weiterhin zu bewegen. Richten Sie den Schlafbereich schön her: Vorhänge zu, leise Musik oder weißes Rauschen, ein kuscheliges, vorgewärmtes Bettlaken.

Geben Sie nicht zu schnell auf

Immer wenn Sie etwas beim Schlafen verändern, könnte Ihr Baby diese Idee erst einmal blöd finden. Das ist ganz normal, denn schließlich fühlt es sich ja mit der bisherigen Routine wohl. Jede Veränderung sollte ein bis zwei Wochen ausprobiert werden. Vielleicht gewöhnt Ihr Kleines sich daran.

Sie können die Babyschaukel oder Wiege auch direkt neben das Babybett stellen, damit der Weg nicht so weit ist. So gewöhnt sich Ihr Kleines auch gleich an das Schlafzimmer.

Müdigkeitsanzeichen und zufriedene Wachphase Achten Sie auf die Zeit, die Ihr Baby zwischen seinen Schläfchen wach ist. Es sollte lange genug, aber nicht zu lange wach sein. Achten Sie außerdem auf Müdigkeitsanzeichen. Ein Kind, das noch nicht wirklich müde ist, kann durch Bewegung in den Schlaf gebracht werden, im Bettchen klappt das eher nicht.

Schritt für Schritt ins Bett Wenn Sie finden, dass es nun an der Zeit ist, Ihr Kind von seinen Schläfchen in Schaukel, Kinderwagen oder beweglicher Wiege zu entwöhnen, kommt hier mein Schritt-für-Schritt-Plan. Sie können ihn natürlich an die Bedürfnisse Ihres Kindes und Ihrer Familie anpassen.

- Langsame Bewegungen. Behalten Sie die Einschlafroutine und auch die Bewegung bei, aber drosseln Sie in den nächsten Wochen allmählich Geschwindigkeit, Intensität und Länge.
- Sehen Sie sich Ihre aktuelle Einschlafroutine genau an. Auch wenn es Ihnen gar nicht aufgefallen ist, hat sich bei

Ihnen eine »Einschlafroutine« vor den Tag- oder Nachtschläfchen entwickelt. Was genau (dazu zählen auch Stillen/ Füttern, Windelwechseln) passiert in welcher Reihenfolge?

- Mehr Schlafmarker. Babys, die gut bei Bewegung einschlafen, brauchen dafür meist keine anderen Schlafmarker, außer vielleicht noch einen vollen Bauch und eine frische Windel. Aber Schlafmarker helfen Ihrem Kind. Es weiß dann: Zeit zum Schlafen! Welche anderen Schlafmarker außer Bewegung nutzen Sie? Wenn Sie noch keine nutzen, wäre es jetzt an der Zeit, etwas einzuführen und ein bis zwei Wochen durchzuführen. Zum Beispiel: Raum abdunkeln, weißes Rauschen oder ruhige Musik, Schnuller oder Pucken.
- Bereiten Sie den neuen Schlafplatz vor. Wo soll Ihr kleiner Liebling schlafen? In einem Beistellbett, einen eigenem Bettchen oder dem sicheren Familienbett?

Wenn Schlafenszeit ist, gehen Sie wie folgt vor:
- Bereiten Sie das Zimmer vor (abdunkeln, weißes Rauschen).
- Ihr Baby soll satt und müde sein. Lesen Sie auch Kapitel 7 »Die innere Uhr« (Seite 102).

- Dann kommt das Zubettgeh-Ritual und zwar genau so wie immer, bis auf den Teil, wo Sie Ihr Kind in die Schaukel oder wohin auch immer legen würden. Legen Sie es stattdessen in sein Bettchen oder ins Familienbett.
- Bewegen Sie dann sanft die Matratze oder das ganze Bett, bis Ihrem Kind die Augen zufallen.
- Bleiben Sie bei Ihrem Kind und bewegen Sie das Bett wieder, wenn nötig. Sobald Ihr Kind eingeschlafen ist, bleiben Sie in der Nähe, damit Sie sofort bei ihm sind, wenn es wach wird. So hat es keine negativen Erfahrungen im Bettchen.
- Behalten Sie diese Vorgehensweise eine Woche bei. Wenn sich Ihr Kind daran gewöhnt hat, können Sie weniger und kürzer an Matratze oder Bett wackeln. Und schon bald wird Ihr Kleines dort zumindest tagsüber schlafen.

Sie brauchen sicherlich Geduld, denn so eine Umgewöhnung kann einige Wochen bis mehrere Monate dauern, abhängig vom Alter des Kindes, wie sehr es schon an Bewegung gewöhnt ist, warum es nur mit Bewegung einschläft und auch von der Persönlichkeit des Babys.

Wenn Ihr Kleines sich gar nicht von diesem neuen Schlafplatz überzeugen lässt oder Sie schon ganz frustriert sind, pausieren Sie besser ein bis zwei Wochen oder vielleicht noch länger. Versuchen Sie es dann erneut, vielleicht mit einer anderen Vorgehensweise. Manchmal reicht eine kleine Veränderung. Und auch die Zeit ist auf Ihrer Seite. Irgendwann schlafen alle Kinder ohne Bewegung.

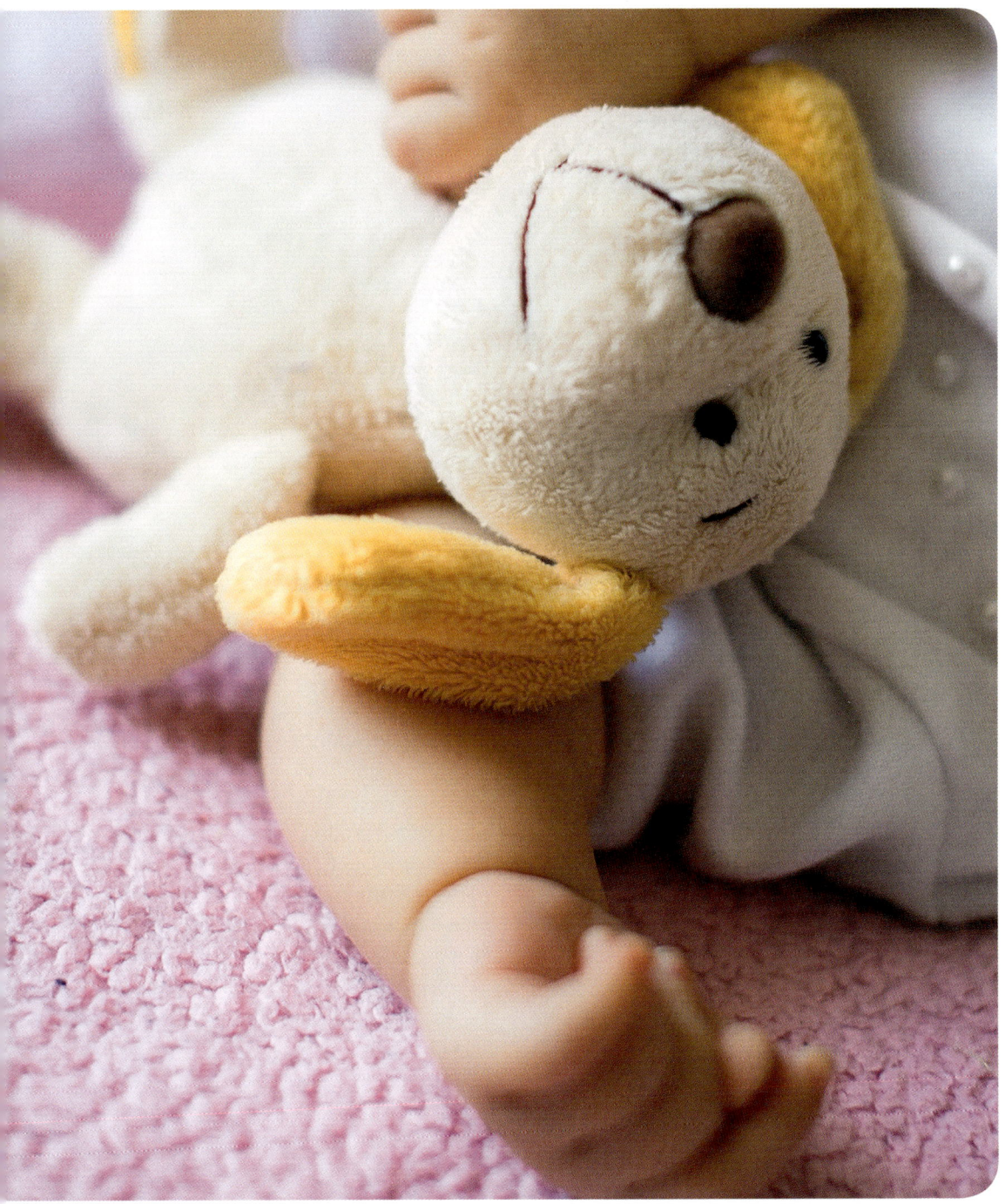

14. Einschlafrituale

Babys können die Uhr nicht lesen. Sie wissen nicht, wann es Zeit zu schlafen ist. Rituale schaffen einen sanften Übergang vom Tag in die Nacht.

Ein Neugeborenes braucht keine Einschlafrituale, ein Einjähriges schon eher und ein Zweijähriges ganz sicher. Warum kommt dann aber dieser Punkt in einem Schlafbuch für Neugeborene? Weil Ihr Baby kein Pinocchio ist! Eines Tages wird aus Pinocchio ein echtes Kind. Aber Ihr Baby verändert sich nicht plötzlich, sondern schrittweise in ein Kleinkind, und ehe Sie es sich versehen (denn schließlich sind Sie müde und haben eine Menge um die Ohren), ist Ihr Baby schon ein Jahr alt und schläft immer noch wie ein Neugeborenes. Wenn Sie von Anfang an Einschlafrituale nutzen, nehmen Sie diese auch problemlos mit in die Kleinkindzeit

... vermutlich. Kleinkinder sind unvorhersehbar, zahlreiche motorische und kognitive Entwicklungssprünge beeinflussen auch den Schlaf. Aber dann haben Sie zumindest schon den Grundstein für ein Zubettgeh-Ritual geschaffen, was Ihnen dann zugute kommt.

Und auch jetzt haben Einschlafrituale schon einen großen Vorteil: Sie können den wichtigen Zeitpunkt »müde, aber noch nicht übermüdet« besser bestimmen und festlegen, wenn Ihr Kleines zur Schlafenszeit angemessen müde ist. Und dabei helfen solche Rituale.

Aber wenn Sie sich wirklich überhaupt nicht mit dieser Idee anfreunden können, überspringen Sie dieses Kapitel. Achten Sie einfach ab dem Abendessen auf Ihr Baby, schauen Sie genau hin, und bringen Sie es ins Bett, wenn es müde ist. So können Sie die ganze Kindheit vorgehen, solange Ihr Kind genug Schlaf bekommt. Von Zeit zu Zeit ändern sich die Schlafbedürfnisse. Sie haben ein glücklicheres, gesünderes Kind, wenn Sie darauf achten, dass es auch genug Schlaf bekommt.

Aber ich hasse Rituale!

Manche Eltern lehnen Rituale im Babyalter schlichtweg ab. Sie hören das Wort »Ritual« und denken dabei an einen strikten Rhythmus mit festen Trink- und Schlafzeiten. Aber so etwas meine ich gar nicht! Sondern schöne Rituale, wenn Ihnen dieser Begriff besser gefällt. Eine Hilfe, damit sich sanft Muster ergeben und Ihr Baby tagsüber und nachts besser in den Schlaf findet. Ohne Flexibilität geht es nicht. Passen Sie die Rituale jeden Tag an Ihr Baby und seine Bedürfnisse an. Ihre Intuition und das Beobachten Ihres Kindes helfen Ihnen dabei.

Zubettgeh-Rituale für Neugeborene

Neugeborene brauchen diesbezüglich gar nicht viel. Sie schlafen mal hier, mal da und so ist es schwierig, überhaupt den Unterschied zwischen »Nickerchen« und »richtigem Schlaf« zu erkennen. Sie können aber einige Kleinigkeiten tun, damit das Einschlafen besser klappt, und mit der Zeit können Sie auch eine Zubettgeh-Routine entwickeln.

Schlafenszeit passend zu Ihrem Baby Für Neugeborene eine Schlafenszeit festzulegen, ist gar nicht so leicht, da sie wild über Tag und Nacht verteilt schlafen. In den nächsten Wochen wird sich aber ein Tag-Nacht-Rhythmus entwickeln. Dann ist es gut, wenn Sie bereits den Beginn der abendlichen Schlafenszeit kennen. Bei vielen kleinen Babys liegt er zwischen 18 und 19 Uhr, danach folgt ihre längste Schlafphase. Mit so einem Zeitrahmen lässt es sich schon gut arbeiten. Achten Sie einige Abende bewusst auf Müdigkeitsanzeichen und Schlafmuster und legen Sie sich auf eine ungefähre Zeit fest. Um diesen Zeitraum herum achten Sie nun besonders aufmerksam auf Müdigkeitszeichen, um den richtigen Moment nicht zu verpassen. Natürlich können Sie die Uhrzeit nur grob schätzen, denn es hängt davon ab, wann und wie lange Ihr Baby zuvor geschlafen hat, wie aktiv es war und wann es getrunken hat.

....

Brian, Vater von Evan, 3 Monate

Früher ins Bett, bessere Nächte

❯❯ *Danke für den Vorschlag der frühen Schlafenszeit! Wir haben unseren drei Monate alten Sohn bislang erst ins Bett gebracht, als wir auch schlafen gingen, gegen 22 Uhr. Aber er war oft schlecht drauf. Abends haben wir uns abgewechselt, um ihn zu beruhigen. Nie im Leben hätte ich ihn schon um 18 Uhr ins Bett gebracht, aber seitdem wir das machen, schläft er schneller ein und schläft die ganze Nacht besser. Und außerdem können wir nun jeden Abend wieder als Paar gemeinsam essen. Gut, oft sind wir so müde, dass es nur eine Schale Müsli gibt, aber hey!* ❮❮

....

Erst herunterfahren, dann einschlafen
Ein Neugeborenes kann in den ersten Wochen nur 45 Minuten bis zwei Stunden am Stück wach bleiben, mit einem Monat etwa ein bis drei Stunden und mit einem halben Jahr etwa drei Stunden. Wenn Sie sowohl Ihr Baby als auch die Uhr im Blick haben, erkennen Sie die frühen Müdigkeitszeichen. Ein Baby schläft meist leichter ein, wenn es vorher etwa 10 bis 20 Minuten »herunterfahren« kann. Einschlafen ist viel schwieriger, wenn man gerade noch in einer lauten Umgebung war mit Fernseher, Spielsachen, die Geräusche machen, oder Geschwistern. Babys sind dann oft noch zu aufgeputscht und können sich gar nicht so schnell entspannen. Etwas ruhiges Spielen, ein Spaziergang im Tragetuch, Kuscheln,

Bilderbücher oder entspannende Musik können helfen.

Gedimmtes Licht Helles Licht sorgt biologisch gesehen für Wachheit, Dunkelheit für Entspannung und Müdigkeit. Das können Sie sich zunutze machen, indem Sie das Licht 10 bis 30 Minuten vor dem Zubettgehen dimmen. Lesen Sie auch Kapitel 8 »Ausreichend Tagschlaf« (Seite 114). Achten Sie auf die Lichtverhältnisse beim Tag- und Nachtschlaf. Liegt Ihr Baby in Rückenlage in seinem Bettchen unter der Deckenlampe, sieht es genau ins Licht. Wenn Sie an einem sonnigen Nachmittag im Kinderwagen unterwegs sind, kann auch das Ihr Kind eher wach machen. Dimmen Sie zu Hause das Licht oder legen Sie ein dünnes Tuch über den Kinderwagen.

Rosa-weißes Rauschen Bei Neugeborenen wird gern weißes Rauschen genutzt, um Geräusche zu überdecken und ein angenehmes Hintergrundsummen zu haben. Das Rauschen ist auch ein guter Schlafmarker, der Ihrem Baby sagt: Schlafenszeit! Weißes Rauschen können Sie ganz leicht in das Zubettgeh-Ritual einbauen. Lesen Sie dazu auch Kapitel 10 »Babys eigenes Bett (Seite 134)« nach.

Kuscheln oder Massieren Neugeborene lieben Berührungen von Mama und Papa. Untersuchungen zeigen, dass eine einfache Massage Babys bereits beim Entspannen hilft und für erholsameren Schlaf sorgt. Sie hilft auch bei Bauchschmerzen, Blähungen, Unwohlsein und Zahnen. Wenn Sie Ihr Kleines regelmäßig massieren, lernen Sie es auch besser kennen und können Babys wunderbaren Körper berühren. So viele Vorteile und keine bekannten Nachteile – Massagen eignen sich hervorragend als Zubettgeh-Ritual.

Kleine Babys, die noch nie massiert wurden, sind mitunter skeptisch. Machen Sie den Raum schön warm und legen Sie Ihr Kind auf ein weiches Handtuch oder, noch besser, auf Ihren Schoß. Massieren Sie in unterschiedlicher Intensität und verschiedene Körperteile und achten Sie darauf, was Ihr Kleines mag. Seine Bewegungen und seine Mimik geben Ihnen die Antwort. Wo wird es gern gestreichelt? Mag es lieber sanfte oder festere Berührungen? Sie beide lernen gerade viel dazu. Vielleicht wäre ein Babymassagekurs etwas für Mama oder Papa? Krankenhäuser, Geburtshäuser, Hebammenpraxen und Familienbildungswerke bieten Kurse an. Ein ausgebildeter Kursleiter zeigt Ihnen, worauf es ankommt und was man besser nicht tun sollte. In Kursen lernen Sie effektiver und können alle Ihre Fragen stellen.

Vor dem Schlafen Baden? Baden wird oft als Wunderzutat für das Einschlafritual angepriesen. Mit einem Kleinkind mag das klappen, wenn es beim Baden entspannt. Aber für Neugeborene ist das keine gute Idee. Kleine Babys brauchen kein tägliches Bad und sollten es auch nicht bekommen. Die dünne Haut kann austrocknen, mitunter kommt es zu Hautirritationen. Zu häufiger Gebrauch von Waschzusätzen, und seien sie auch noch so mild, kann Milchschorf und Ekzeme begünstigen. Neugeborene machen sich noch nicht schmutzig. Es reicht, wenn Sie Gesicht und Windelbereich waschen. Gebadet werden sollte es nicht öfter als ein- bis zweimal pro Woche.

Ein guter Massageort ist übrigens die Badewanne. Nehmen Sie Ihr Baby einfach mit in die Wanne (nein, nicht zum Baden, sondern wirklich nur zum Kuscheln und Massieren. Das Wasser sollte nicht zu heiß sein), dann kommt das beruhigende Element Wasser noch hinzu. Achtung, Stillmütter: sobald Ihr Baby die Milchbar entdeckt, wird es stillen wollen. Die Wanne ist perfekt für eine schöne,

entspannende Stillmahlzeit. (Nur nicht einschlafen!)

Der gleiche Ablauf Ein kurzes, ruhiges Ritual vor dem Einschlafen kann sehr entspannend sein, zum Beispiel: Schlafanzug anziehen, Einschlafmusik oder weißes Rauschen, gedimmtes Licht, ruhig die Windel wechseln. Mit der Zeit weiß Ihr Kind dann schon, dass gleich Schlafenszeit ist. Außerdem können Sie so ein Ritual auch durchführen, wenn Sie todmüde sind. Kommen mehrere vorhersagbare Schlafmarker zusammen, fällt Ihrem Kind der Übergang vom Wachsein zum Schlafen leichter. Und es nimmt den Stress, wenn ein Baby partout nicht schlafen will, obwohl es müde ist. Und auch in Hinblick auf die kommenden Monate und Jahre ist eine frühzeitige Einschlafroutine keine schlechte Idee.

Stillen oder Füttern Damit Ihr Baby länger schläft, sollte es davor genügend getrunken haben. Wenn Ihr Kleines beim Stillen oder nach einer halben Flaschenmahlzeit einschläft, versuchen Sie es zu wecken, damit es genügend trinkt. Sonst kann es passieren, dass es nach kurzer Zeit wach wird und weitertrinken möchte.

Ein Abendritual auch für Sie Es passiert gar nicht mal so selten, dass man sein Neugeborenes ins Bett bringt, und dann selbst aufdreht: putzt, die Wäsche erledigt oder etwas am PC macht. Dann geht man ins Bett und ist hellwach. Vielleicht nickt man erst dann ein, wenn das Baby gerade seine nächste Mahlzeit einfordert. Die Nächte werden umso schwieriger, je weniger Schlaf Sie bekommen. Dann steigt auch das Risiko für Baby Blues und Wochenbettdepression.

Jetzt müssen Sie auch auf sich gut achten, damit Sie sich gut um Ihr Kind kümmern können. Planen Sie etwas Zeit zum Herunterkommen ein und gehen Sie zeitig schlafen. So kommen Sie mit den nächtlichen Unterbrechungen besser zurecht und können die Neugeborenenzeit mehr genießen. Sie könnten auch hin und wieder liegenbleiben, nachdem Sie Ihr Kleines ins Bett gebracht haben. Ab und zu um 19 Uhr schlafen zu gehen, lässt erschöpfte Eltern auftanken.

Nachtschlaf vs. Tagschlaf Für den Tagschlaf braucht es in den ersten Monaten kein Einschlafritual. Ihr Baby sollte schlafen, wenn es müde ist. Es kann sogar helfen, wenn Sie nur abends ein Einschlafritual einführen, denn im Laufe der Zeit weiß Ihr Kind dann, dass nun der Nachtschlaf folgt.

Manchmal darf es auch schnell gehen

Wenn Sie merken, dass Ihr Baby klare Müdigkeitsanzeichen zeigt, fangen Sie keine langwierigen Zubettgehrituale an, denn dann zögern Sie das Einschlafen hinaus und haben im dümmsten Fall ein waches, völlig überdrehtes Kind, das schwer in den Schlaf findet.

Stattdessen reicht es, die Windel zu wechseln, zu stillen oder zu füttern und das Kind ins Bett zu bringen.
Fazit: Ihr Kind ist total müde? Lassen Sie alle Rituale weg und bringen Sie es direkt ins Bett!

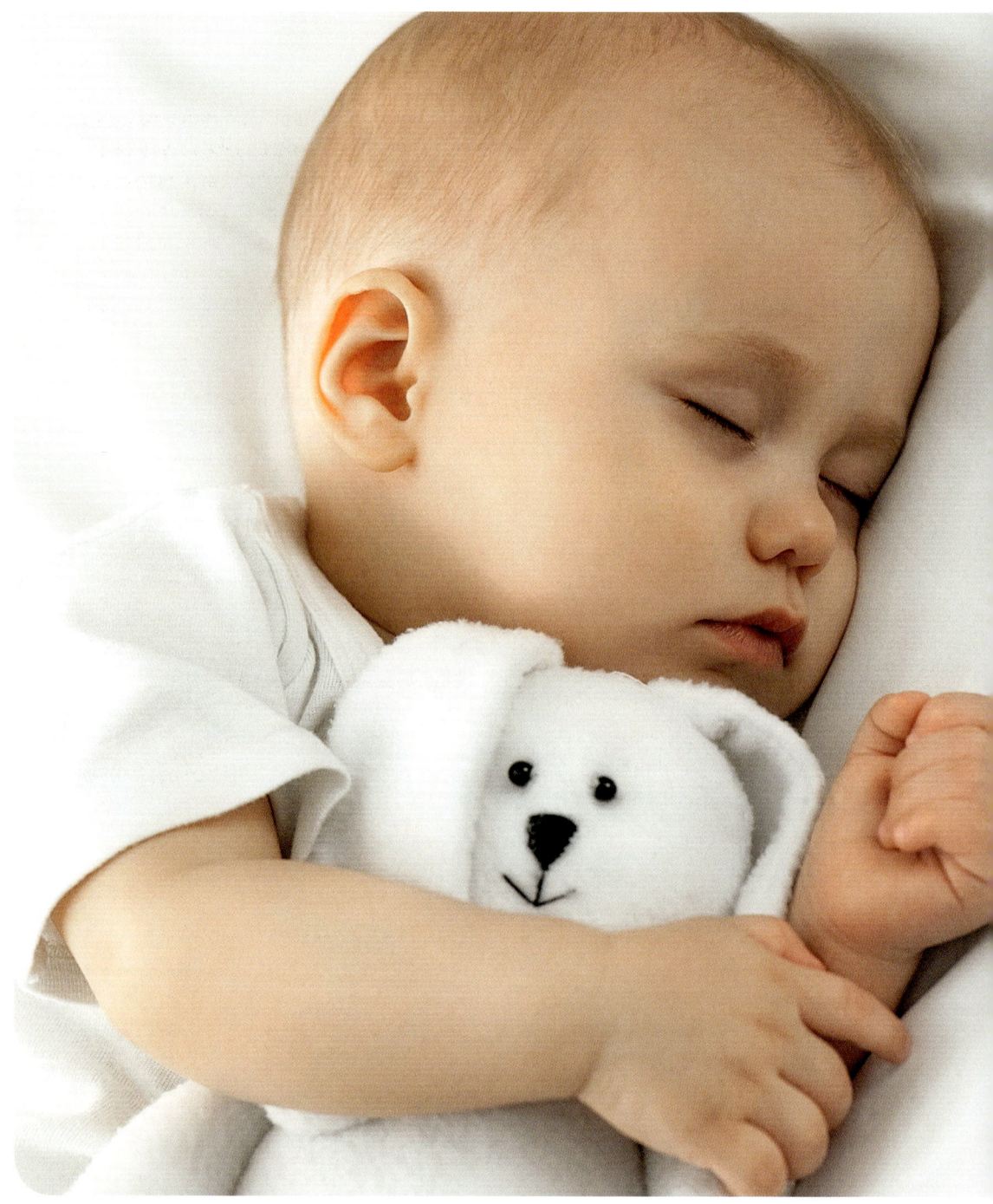

Rituale mit Bedacht einführen

Neugeborene haben noch keine Gewohn-heiten. Aber sie bleiben nicht lange so klein, sondern wachsen jeden Tag ein Stückchen. Und plötzlich haben Sie ein Baby, das sich an ein bestimmtes Ritual gewöhnt hat und nur noch diesen Marker mit Schlafen verbindet. Was am Anfang ein tägliches Ritual ist, kann es leicht für die nächsten ein bis zwei Jahre bleiben.

Wenn Sie Ihr Baby zum Beispiel im Schaukelstuhl im Wohnzimmer in den Schlaf schaukeln, lernt es, dieses Muster als Einschlafbedingung kennen. Ein netter und starker Schlafmarker. Schläft es immer beim Stillen, an der Flasche oder mit Schnuller ein, verhält es sich ebenso. Überlegen Sie sich gut, welche Rituale Sie einführen wollen. Natürlich dürfen das Dinge sein, die Sie die nächsten drei bis sechs Monate problemlos tun können, wie beispielsweise das Baby in den Schlaf stillen oder wiegen, was viele Eltern auch tun. Überlegen Sie sich aber auch, wie das später klappen soll. Ein zwei Mona-te altes Kind kann man gut auf einem Gymnastikball in den Schlaf hopsen, aber möchten Sie das auch bei einem Einjähri-gen tun? Achten Sie darauf, wann sich das Schlafverhalten Ihres Kindes ändert und passen Sie Ihre Rituale dann an, anstatt zu warten, bis es problematisch wird. Verpassen Sie den Übergang vom Neuge-borenen zum Baby oder vom Baby zum Kleinkind, lassen sich Einschlafrituale viel schwieriger verändern. Die Zubettgehzeit soll für die ganze Familie friedlich und schön sein.

15. Genießen Sie das Familienleben

Bei allen Herausforderungen und Schwierigkeiten im Leben mit Kindern geht es doch in erster Linie darum, die gemeinsame Zeit, die Familienzeit, zu genießen.

Ob Sie noch schwanger sind, auf Ihr Adoptivkind warten oder Ihr Neugeborenes schon im Arm halten, egal ob es Ihr erstes oder sechstes Kind ist, mit jedem Baby starten Sie in ein neues Abenteuer. Durch Ihr Kind lernen Sie sich als Eltern und als Mensch neu kennen. Nicht nur das Baby startet ganz neu ins Leben, sondern auch Sie! Neugeborene sind neugierig auf die Welt, aber sie sind auch komplett abhängig von den Menschen, die sich um sie kümmern, also sind sie hauptsächlich neugierig auf die Welt eben dieser Personen. Welche Welt wird das sein? Heute und in Zukunft?

Selbst mit einem ganz frischen Neugeborenen kann es erhellend sein, sich die Zu-

kunft vorzustellen. Wie wird Ihr kleiner Schatz als Kind, als Teenager, als junger Erwachsener sein? Was sind die wichtigsten Wesenszüge und Eigenschaften, die Sie Ihrem Kind mitgeben wollen? Wie soll die Beziehung zwischen Ihnen aussehen? Diese Vorstellung hilft Ihnen jeden Tag bei allen wichtigen Entscheidungen.

Natürlich können wir unsere Kinder nicht in die Vorstellung pressen, die wir von ihnen haben. Auch unsere Beziehung zueinander können wir nicht bis ins Detail planen und davon ausgehen, dass es dann so kommt. Aber wie wir mit unseren Babys umgehen, hat einen direkten Einfluss darauf, wie sie als Kleinkinder, Vorschulkinder, Schulkinder, Teenager

auch falsche Entscheidungen. Aber jeden Fehler, den Sie begehen, haben auch schon andere Eltern vor Ihnen gemacht. Wichtiger ist, dass Ihre Entscheidungen mit Ihrer Einstellung und Ihrer eigenen Philosophie zum Leben mit Kindern übereinstimmen. Seien Sie mit jeder Faser Ihres Körpers Mutter oder Vater. Schließen Sie vom ersten Tag an Freundschaft mit Ihrem Kind. Mit Liebe als Fundament und dem Ziel, dass Ihr Kind ein guter Mensch wird, mit dem Sie lebenslang verbunden sind, wird sich alles schon so fügen, wie Sie es sich erhoffen.

Genießen Sie die schönen Momente in dem Wissen, dass auch immer wieder Herausforderungen kommen, an denen Sie wachsen werden. Es soll sich nicht alles um Schlafprobleme oder andere Problemchen drehen, genießen Sie Ihr wunderbares Neugeborenes. Die Zeit vergeht so schnell. Wenn Ihr Baby (endlich) eingeschlafen ist, bewundern Sie seine weichen Haare, die kleinen Ohren, seine seidenweiche Haut, das sanfte Auf und Ab des Brustkorbes oder diese unvergleichlichen Geräusche, die es beim Schlafen macht. In solchen Augenblicken schaffen Sie sich Erinnerungen und legen den Grundstein für eine lebenslange Beziehung.

und Erwachsene sein werden. Heute säen wir die Verhaltensweisen und Beziehungen für die Zukunft. Könnten Sie einen Blick in die Zukunft werfen, wäre das eine große Hilfe, aber das geht natürlich nicht. Und muss es auch nicht. Kinder sind sich in vielem erstaunlich ähnlich, weshalb Sie von den Erfahrungen anderer Familien profitieren können, um Ihrem Schatz eine schöne, glückliche Zukunft zu bescheren.

Jeden Tag müssen wir für unsere Kinder Entscheidungen treffen, manchmal unwichtige, manchmal lebensverändernde Entscheidungen. Manchmal merkt man direkt, dass die Entscheidung richtig war, manchmal kann man es noch nicht erahnen und hin und wieder trifft man

Mein Ansatz: liebevolle Erziehung

In all meinen Büchern geht es um liebevolle Erziehung, ohne Frust und Tränen.

Die Grundlage dafür sind folgende Versprechen, die Sie sich selbst geben:
- Ich gelobe, liebevoll und mitfühlend zu sein.
- Ich werde mich informieren. Lesen, nachfragen, lernen.
- Ich werde meine Handlungen durch die Augen und mit den Erfahrungen meines Kindes sehen und es nicht nur Dinge lehren, sondern auch mit gutem Beispiel vorangehen.
- Ich werde überlegen, welche Bedürfnisse hinter dem Verhalten meines Kindes stehen.
- Ich werde es mir nicht leicht machen, sondern den richtigen Weg gehen, auch wenn dieser schwieriger ist.
- Ich werde überlegt und bewusst Entscheidungen treffen.
- Ich werde als Elternteil da sein, sowohl qualitativ als auch quantitativ.
- Ich werde mich auf das konzentrieren, was wichtig ist. Nicht auf den üblichen oder einfachen Weg.
- Wenn ich Entscheidungen treffe, denke ich dabei auch an die Zukunft.

Überhören Sie Ratschläge oder Kritik von außen, die nicht zu Ihrem Erziehungsstil passen. Stehen Sie hinter Ihren Entscheidungen und behaupten Sie sich gegen alle, die Sie davon abbringen wollen. Bei der Kindererziehung gibt es keine unverrückbaren Regeln und keine Gelinggarantie. Entscheiden Sie gut durchdacht und wohlüberlegt, informieren Sie sich und seien Sie anderen ein Vorbild. Erziehen Sie Ihre Kinder so, wie Sie es für richtig halten und wie Sie es für Ihre Familie passend finden. Ignorieren Sie elegant die Menschen, die ungefragt Ihre Meinung kundtun wollen, besonders, wenn diese nicht mit Ihrer übereinstimmt. Wenn jemand (egal ob Verwandte, Freunde oder Experte) ganz anders lebt, heißt das nicht, dass Sie dieselben Probleme bekommen werden. Bleiben Sie sich treu.

Kindererziehung ist eine umfangreiche Lebensaufgabe. Sie sind der Experte für Ihr Kind – und werden es immer bleiben.

Wie geht man mit ungebetenen Ratschlägen um?

Mit einem Neugeborenen bekommt man von allen Seiten Ratschläge. Das kann nicht nur nerven, sondern auch verwirren. Hier ein paar Tipps, wie Sie mit ungebetenen Ratschlägen umgehen und mehr Vertrauen in Ihre Fähigkeit als Mutter/Vater gewinnen können.

Die Beweggründe verstehen Die meisten Menschen wollen mit ihren Ratschlägen nur helfen. Ihr Kind ist nicht nur Ihnen wichtig, sondern auch anderen. Das trifft besonders auf Verwandte und enge Freunde zu. Sie sind so eng mit Ihnen und Ihrer Familie verbunden, dass Sie sich in der Position fühlen, einen Rat zu geben. Denken Sie daran und Sie können leichter damit umgehen, sodass niemand sich verletzt fühlt.

Wer auch immer wie oft und warum etwas rät – es ist und bleibt Ihr Kind und schlussendlich treffen Sie die Entscheidungen. Man kann Sie zu gar nichts zwingen. Es lohnt sich nicht, großes Aufhebens um den Ratschlag einer wohlgesonnen Person zu machen, egal wie unnütz er auch war.

Wie Sie auf einen Rat reagieren, hängt von der Situation ab, von Ihrer Persönlichkeit, Laune, dem Thema und in welcher Beziehung Sie zu der Person stehen.

Hören Sie erst zu Wenn man sich bezüglich seines Erziehungsstils bewertet fühlt, ist es nur zu verständlich, dass man in Abwehrhaltung geht. Dabei hört man aber manchmal gar nicht richtig hin. Vielleicht ist es gar keine Kritik, sondern derjenige teilt Ihnen nur seine ihm wichtig scheinende Erkenntnis mit. Versuchen Sie, wirklich hinzuhören – vielleicht erfahren Sie etwas Neues, Wichtiges. Vielleicht auch nicht. Aber wenn Sie nicht unvoreingenommen hinhören, überhören Sie vielleicht etwas Nützliches. Wenn wir unseren Stolz im Zaum halten, lernen wir manchmal wertvolle Dinge.

Ignorieren Sie es Wenn Sie in Ihrer Meinung klar sind und wissen, dass Sie mit dem anderen nicht diskutieren können, da es zum Beispiel Ihre Schwester oder eine gute Freundin gesagt hat, die ja schon Kinder hat und der Meinung ist »Ich habe das so gemacht, also solltest du es auch so tun«, dann beachten Sie es gar nicht groß. Lächeln, Nicken, eine nichtssagende Antwort wie »Ach, ist ja interessant.« Und danach machen Sie wieder Ihr Ding. Es lohnt sich selten, sich über Erziehung zu streiten.

Stimmen Sie zu (Ja, richtig gelesen!) Vielleicht finden Sie in dem Ratschlag eine Sache, der Sie zustimmen. Dann tun Sie das und lenken Sie das Gespräch in diese

Richtung. Sie lenken dann den Fokus weg von all den anderen Dingen, die Sie anders sehen.

Überlegen Sie sich, wann sich eine Diskussion lohnt Das ist eine Frage der Perspektive und wie wichtig Ihnen das jeweilige Thema ist. Will Ihre Schwiegermutter unbedingt, dass das Baby beim Spaziergang eine Mütze trägt, dann tun Sie ihr eben diesen Gefallen. Das hat keine längerfristigen Auswirkungen, außer dass Ihre Schwiegermutter besänftigt ist. Bleiben Sie aber bei Themen zur Kindersicherheit und allen anderen Ihnen wichtigen Themen standhaft. Dann können Sie andere Vorgehensweisen aus dieser Liste anwenden.

Klammern Sie bestimmte Themen aus Ihre beste Freundin rät Ihnen immer wieder, Ihr Baby solle sich einfach in den Schlaf weinen, aber Sie sehen das vollkommen anders und würden es nie tun? Dann beschweren Sie sich nicht bei ihr, dass Ihr Kleines letzte Nacht viermal wach war. Wenn Sie das Thema ansprechen, müssen Sie damit rechnen, dass Ihre Freundin ihre Meinung sagt. Wird das Thema aber von jemand anderem angeschnitten, lenken Sie das Gespräch auf ein anderes Thema. »Möchtest du eigentlich einen

Muffin? Die habe ich gerade gekauft. Die musst du unbedingt mal probieren, die sind so lecker ... und vielleicht noch einen Kaffee dazu? Wo hatte ich die denn hingetan ...« Wird Ihnen dann vorgeworfen, dass Sie ablenken wollen, geben Sie es einfach zu und bieten Sie noch einen Muffin an.

Informieren Sie sich Je klarer und überzeugter Sie von Ihren Entscheidungen sind, umso weniger werden andere Meinungen Sie stören. Wissen ist Macht. Schützen Sie sich, indem Sie sich informieren und einlesen und mit Wissen glänzen können. Es stärkt auch Ihr Selbstvertrauen, dass Sie das Beste für Ihre Familie tun.

Informieren Sie andere Bekommen Sie veraltete oder schlichtweg falsche Informationen vorgesetzt, können Sie erzählen, was Sie selbst über das Thema wissen. Wenn Sie mit Fingerspitzengefühl vorgehen, können Sie anderen Menschen vielleicht sogar die Augen öffnen. Berufen Sie sich auf Experten, Studien, Bücher oder Artikel. Je mehr Sie zitieren können, umso glaubwürdiger erscheinen Sie. Schlägt die Oma beispielsweise vor, dass Ihr drei Monate altes Kind vor dem Schlafen doch einen schönen dicken Milchbrei bekommen könnte, damit es besser schläft, können Sie Elternratgeber zitieren und erklären, warum man nicht so früh mit Beikost beginnen sollte. Omas Informationen stammen sehr wahrscheinlich aus der Zeit, als ihre Kinder klein waren. Bringen Sie sie freundlich auf den neuesten Stand.

Berufen Sie sich auf einen Arzt Ihre Meinung wird von vielen erst anerkannt, wenn ein Arzt das genauso sieht. Wenn Ihr Kinderarzt mit Ihrem Vorgehen übereinstimmt, könnten Sie sagen: »Unser Arzt hat gesagt, wir sollen erst mit sechs Monaten mit der Beikost beginnen.« Und wenn Ihr Arzt das anders sieht, können Sie sich auch auf irgendeinen Arzt berufen, vielleicht den Autor eines Elternratgebers.

Oder geben Sie direkt ein Buch oder einen Artikel zum Lesen. Natürlich können Sie niemanden zum Lesen zwingen, bieten Sie es einfach an: »Ich weiß, dass du nicht nachvollziehen kannst, warum ich das so mache. Aber ich habe darüber einiges gelesen und dann eine informierte Entscheidung getroffen. Hier, schau mal ...«

Seien Sie vage Wenn Sie wissen, dass Sie anderer Meinung sind und eine Diskussion nur zu einer hitzigen Debatte führen würde, können Sie so eine Konfrontation geschickt durch eine ausweichende Antwort umgehen. Zum Beispiel: »So in der Art machen wir das.« Oder auch: »Ja, darüber haben wir auch nachgedacht.« Danach wechseln Sie das Thema.

Fragen Sie um Rat! Ich bin mir sicher, dass Ihr ungebetener Ratgeber sich mit einigen unwichtigeren Themen auskennt oder Sie in manchen Belangen einer Meinung sind. Bitten Sie ihn doch einmal bei so einem Thema um Rat. Gehen Sie zum Angriff über und lassen Sie sich dazu etwas erklären. Ihr Ratgeber wird sicher freudig mit Rat zur Seite stehen. Und Sie können erleichtert aufatmen, weil Sie andere Themengebiete auf diese Weise umgehen. Und vielleicht lernen Sie ja sogar etwas dazu.

Ihre Standardantwort Hier ist eine schöne, knappe Standardantwort, die fast immer passt: »Das mag zwar nicht das Richtige für dich sein – aber für mich.« Das fordert Ihren Ratgeber nicht heraus, sondern er kann dieser Aussage ohne weitere Diskussionen zustimmen.

Seien Sie ehrlich Wenn jemand, der Ihnen wirklich wichtig ist, Sie mit ständigem Rat und Kritik nervt, seien Sie ehrlich und sagen Sie, wie es Ihnen dabei geht. Das geht am besten in einer ruhigen Situation und mit klaren, überlegten Worten. Wie wäre es mit: »Ich weiß, wie sehr du unseren kleinen Harry ins Herz geschlossen hast, und ich freue mich, dass du dich so um ihn kümmerst. Auch wenn du es nur gut meinst mit deinen Ratschlägen zum Schlafen, bin ich einfach zufrieden, so wie wir es machen. Es wäre schön, wenn du das akzeptieren würdest.«

Suchen Sie sich Gleichgesinnte Suchen Sie in Ihrem Umfeld oder auch im Internet Menschen, die Ihre Einstellung zum Leben mit Kindern teilen. Das gibt Ihnen Kraft und stärkt den Rücken, wenn Sie mit Freunden und Verwandten reden, die Ihren Standpunkt nicht nachvollziehen können.

Was du nicht willst, was man dir tu ... Wenn es soweit ist, dass Sie anderen Eltern Ratschlägen geben, denken Sie daran, wie Sie es gern hätten, dass man mit Ihnen spricht.

Zukünftige Schlafprobleme liebevoll begleiten

Wie bitte? Zukünftige Schlafprobleme?! Atmen Sie erst einmal tief durch und regen Sie sich nicht auf – ja, selbst wenn Sie alles richtig machen, die perfekte Schlafumgebung schaffen und alles, was Sie gelernt haben, so wunderbar umsetzen, dass Ihr Baby mit fünf Monaten nachts durchschläft und tagsüber schöne, erholsame Schläfchen macht, heißt das nicht, dass Sie das Ziel erreicht haben.

Ich bringe ungern schlechte Nachrichten, aber das Schlafen verändert sich immer wieder, mit Kindern ist man einfach nie »am Ziel.« In den folgenden Jahren wird der Schlaf Ihres Kindes immer wieder gestört werden, zum Beispiel durch Zahnen, Entwicklungssprünge, Wachstumsschübe, Krankheit, Impfungen, Trennungsangst, die Zeitumstellung, Fremdbetreuung und noch einiges mehr.

Wenn es schwierig wird, schauen Sie genau hin und überlegen Sie, was das aktuelle Schlafproblem für Sie, Ihr Kind und Ihre Familie bedeutet. Erkennen Sie zunächst dieses Problem, und zwar nur vom Standpunkt Ihrer Familie aus. Und dann überlegen Sie und informieren sich. Denken Sie daran, dass es immer eine Vielzahl von Möglichkeiten und liebevollen Lösungsansätzen gibt, wenn sich das Schlafbedürfnis ändert und Probleme auftauchen.

Kinder sind keine Computer, die man programmieren kann, damit sie immer reibungslos funktionieren. Ach, halt, das klappt bei Computern ja auch nicht. Auch die stürzen ab, zeigen Fehlermeldungen an oder funktionieren genau dann nicht, wenn man sie braucht. Computer brauchen Wartung und Pflege, Kinder brauchen Aufmerksamkeit und bewusstes Handeln, damit sie in ihrer gesamten Kindheit gute Schlafroutinen entwickeln.

Ihr Neugeborenes kann ein wunderbarer Schläfer sein und dann plötzlich die Nacht zum Tag machen und sich auch tagsüber gegen jedes Schläfchen wehren. Dr. Darcia Narvaez, Forscherin im Bereich kindliches Schlafverhalten an der University of Notre Dame, sagt dazu: »Es ist völlig normal, dass Kinder auch nach einer längeren Zeit des Durchschlafens plötzlich wieder öfter wach werden. Sieht man sich das Schlafverhalten genauer an, zeigt sich sogar, dass Kinder, die vorher schon länger am Stück geschlafen habe, im Alter von 6 bis 12 Monaten nachts häufiger aufwachen.«

Warum gute Schläfer sich ändern

Damit Sie gewappnet sind, kommen hier ein paar Erklärungen, warum auch gute Schläfer sich plötzlich gegen das Schlafen

wehren, tagsüber nicht schlafen wollen oder nachts öfter wach werden:

- Die Müdigkeit wird nach der Neugeborenenzeit weniger. Neugeborene brauchen sehr viel Schlaf. Wenn Sie auf die Müdigkeitszeichen Ihres Kindes achten und eine gute Schlafumgebung schaffen, wird es schlafen, schlafen und noch mal schlafen. Im Laufe der Zeit braucht es einfach weniger Tagschlaf, weniger Gesamtschlaf und ist länger am Stück wach.
- Aus Ihrem müden Neugeborenen wird ein aufgewecktes Baby. Nach der Neugeborenenzeit ist Ihr Baby bewusst auf dieser Welt angekommen und hat einen unstillbaren Hunger, einfach alles über diese Welt zu lernen. Es gibt so viel zu sehen, hören, schmecken und entdecken und ein Meilenstein jagt den nächsten. Sobald Ihr Kleines seine Augen öffnet (tagsüber und nachts), ruft die Welt ihm zu: »Aufstehen, Kindchen! Komm mal in die Gänge! Hier gibt es so viel zu entdecken!«
- Große Meilensteine wirken sich rund um die Uhr aus. Viele Kinder arbeiten tags und nachts an ihren Meilensteinen. Sitzen, Krabbeln, an Möbeln Hochziehen, Stehen, Laufen und Rennen. Dazu noch die kognitiven Meilensteine, wenn Ihr Kleines lernt, wie man einen

Knopf drückt, mit einem Stift malt oder Bauklötze stapelt. Da bleibt einfach keine Zeit zum Schlafen.

- Die nervigen Zähne. Ganz tolles Timing! Die meisten Babys bekommen mit 5 bis 7 Monaten ihr erstes Zähnchen. Genau dann, wenn Sie und Ihr Kind die Neugeborenenzeit gemeistert haben und alles langsam etwas entspannter werden könnte. Zahnen kann anstrengend und schmerzhaft sein. Auch Wochen vor dem Zahndurchbruch kann das Baby schlechter gelaunt sein und schlecht schlafen, da das Einschießen der Zähne in den Kiefer seine Zeit braucht.
- Pucken hilft nicht mehr. Ihr Neugeborenes ließ sich durch Pucken vielleicht zuverlässig beruhigen, doch irgendwann will Ihr aktives Kind sich nicht mehr einwickeln lassen. Oder Sie können es nicht mehr länger pucken, weil es beginnt, sich zu drehen oder im Schlaf so sehr zu bewegen, dass es gefährlich werden könnte. Oft haben aber Kinder, die bislang gepuckt wurden, ganz schön damit zu kämpfen, in den Schlaf zu kommen.
- Ihr Baby wird cleverer. Je älter Ihr Kind wird, umso cleverer wird es. Es hat gelernt, dass es sich nachts nur melden oder sie anstupsen muss, um an seine geliebte Milch oder eine Extraportion Kuscheln zu kommen.
- Schöne Angewohnheiten aus der Neugeborenenzeit können später anstrengend werden. Für Sie und Ihr Neugeborenes sind Tagschläfchen im Tuch oder im Arm wundervoll. Nebenbei können Sie spazieren gehen oder den Haushalt erledigen. Aber wenn auch noch Ihr 9 Monate altes Kind mit seinen 9 Kilo nur so schlafen will, kommen Sie wahrscheinlich an Ihre Grenzen.

Manchmal ist es einfach so

Es ist keine leichte Einsicht, aber manchmal haben Sie einfach keinen Einfluss darauf, was Ihr Kind macht, so sehr Sie sich auch bemühen. Es gibt einfach Vorzeigeschläfer und dann eben Kinder, die finden, dass Schlaf völlig überbewertet wird. Da können Sie als Eltern tun, was Sie wollen, gegen die Persönlichkeit und Vorlieben Ihres Kindes kommen Sie manchmal nicht an.

- Das Temperament Ihres Babys. Es stimmt, manche Kinder schlafen einfach besser als andere. Selbst wenn zwei Babys komplett gleich behandelt werden, können sich die Schlafmuster extrem unterscheiden. Das haben mir auch viele Zwillings- und Drillingseltern bestätigt. Das Schlafverhalten hat etwas mit Persönlichkeit und Temperament zu tun.

Elternsein, eine unendliche Geschichte

Die Bedürfnisse Ihrer Kinder verändern sich bis ins Erwachsenenleben immer wieder, Ihre Zuständigkeit auch, aber Sie werden Ihr ganzes Leben lang Eltern sein. Was auch immer kommen mag, es gibt immer liebevolle, respektvolle und sanfte Möglichkeiten, mit allen Erziehungsthemen umzugehen.

Weise Eltern wissen, dass sie immer wieder flexibel sein müssen. Für jedes Problem, für jedes Thema findet sich eine Lösung. Auch wenn sich das Schlafverhalten verändert, finden sich liebevolle Lösungen, die ganz ohne Tränen auskommen. Betrachten Sie das Problem mit etwas Abstand und lassen Sie sich Zeit zum Nachdenken, um einen Weg zu finden, der

für Ihr Kind passt. Wählen Sie die Möglichkeit, die für Sie und Ihre Familie am besten ist. Es gibt selten nur einen Weg. Und manchmal braucht es auch Umwege, um ans Ziel zu kommen. Vergessen Sie nicht, dass Ihr Kind Ihnen den Weg zeigt und zwar besser als jeder Freund, Nachbar, Experte, jedes Buch und jede Studie. Ihr Kind ist der beste Lehrer und Sie sind sein gelehrigster Schüler.

Das Leben als Familie ist nicht immer leicht, und manchmal machen wir es uns unbewusst noch schwerer, indem wir versuchen, etwas passend zu machen, was einfach nicht geht. Wenn etwas nicht funktioniert, gehen Sie einen Schritt zurück und überlegen Sie, wo es hakt. Und wenn alles läuft, lehnen Sie sich entspannt zurück und genießen Sie jeden einzelnen Augenblick.

Familie – worum es wirklich geht

Das Leben besteht aus Augenblicken. Einer, noch einer und immer so weiter. Mit kleinen Kindern kommen einem die Tage ewig lang vor, und wenn man unter Schlafmangel leidet, sind sie auch noch vernebelt. Aber plötzlich haben Sie ein Schulkind und tagsüber ist es zu Hause ruhiger und auch leerer. Einen Wimpernschlag später fährt es stolz mit dem eigenen Auto zur Uni, zur Ausbildung, zur Berufsschule oder was auch immer das Leben für es bereithält. Und Sie stehen in der Einfahrt, vor Ihrem geistigen Auge sehen Sie die Kindheit Ihres Sohnes oder Ihrer Tochter vorbeiziehen. Seufzend stehen Sie da, mit feuchten Augen. Ohne Tränen geht es nicht so ganz. Hoffentlich sehen Sie vor Ihrem geistigen Auge viele schöne Momente und behalten Ihre Zuversicht.

Das Leben mit Kindern beginnt mit der kurzen Phase der Säuglingszeit. Das ist nur der Anfang. Was Sie heute säen, wird in Ihrer späteren Beziehung zu Ihrem Kind Früchte tragen. Im Leben mit Kindern gibt es immer wieder Herausforderungen und mehr als nur ein paar schwierige Situationen. Aber am wichtigsten sind die Augenblicke voller Liebe. Um diese Augenblicke geht es, davon sollte es zahlreiche geben, damit Sie auch die anstrengenden Phasen erhobenen Hauptes durchstehen. Dann wird das Elternsein das beängstigendste, herausforderndste, schönste, erfüllendste und großartigste Abenteuer Ihres Lebens. Und jetzt knuddeln Sie mal Ihr süßes Baby und schaffen Sie sich unvergessliche Augenblicke.

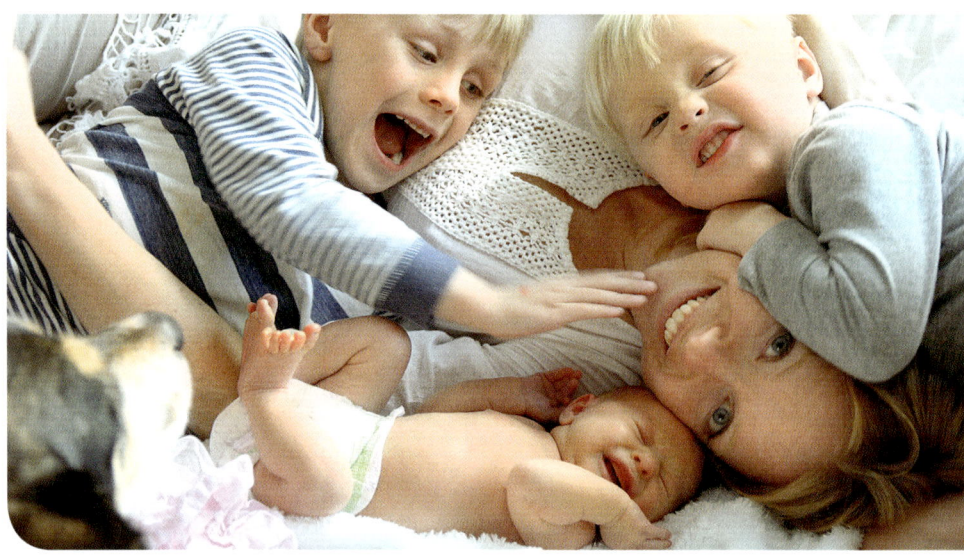

Danksagung

Einer ganzen Reihe Menschen danke ich von Herzen, denn sie haben mich Tag für Tag auf so unterschiedliche Weise unterstützt:

Meredith Bernstein von der Meredith Bernstein Literary Agency: Ratgeberin, Freundin und außergewöhnliche Literaturagentin.

Dem gesamten Team von McGraw-Hill, das mich bei all meinen Büchern unterstützt hat.

Patti Hughes: meiner unglaublichen, unersetzlichen Assistentin und geschätzten Freundin.

Meinem Mann Robert: Partner, Freund, Liebe meines Lebens, Seelenverwandter und meine Zuflucht.

Meiner Familie: meine tägliche Quelle der Freude und der Inspiration: Mom, Vanessa, David, Coleton, Angela, Greg und Hunter. Und all meine Verwandten, die zwar weit weg wohnen, mir aber im Herzen so nah sind.

Allen Leserinnen und Lesern, die mir geschrieben und von ihren geliebten Kindern berichtet haben. Ich fühle mich euch allen und euren Kindern freundschaftlich verbunden.

Die Testfamilien

Während der Entstehung dieses Buches bekam ich Anregungen, Ideen, Rückmeldungen, Fragen und wunderbare Fotos von einer unglaublich tollen Gruppe von Testfamilien. Sie haben mit mir während der ersten Lebensmonate ihrer Kinder zusammengearbeitet und mir Einblick in ihr Leben und wertvolle Anregungen gegeben, damit andere Familien zu gutem Schlaf mit ihren Neugeborenen finden.

Die Testfamilien kommen aus vielen verschiedenen Ländern und stehen stellvertretend für unterschiedliche Familienkonstellationen: verheiratete, alleinerziehende, unverheiratete Paare mit ein bis sechs

Kindern, Zwillingen, Adoptivkindern. Junge Eltern, ältere Eltern. Bei manchen sind beide Elternteile berufstätig, bei anderen nur Vater oder Mutter. Es sind auch Familien mit verschiedenen Nationalitäten oder aus verschiedenen Kulturkreisen sowie gleichgeschlechtliche Paare vertreten. Die – wie ich sie liebevolle nenne – Testmamis und Testpapis sind mir im Laufe der Zeit zu Freunden geworden, und ich glaube, dass ich genau so viel von ihnen gelernt habe wie sie von mir. Sie sind ein bunt gemischter Haufen. Jede Familie hat etwas Wertvolles zu diesem Buch beigetragen, und ich danke ihnen sehr für ihre Beteiligung.

Liebe Leserin, lieber Leser,

hat Ihnen dieses Buch weitergeholfen? Für Anregungen, Kritik, aber auch für Lob sind wir offen. So können wir in Zukunft noch besser auf Ihre Wünsche eingehen. Schreiben Sie uns, denn Ihre Meinung zählt!

Ihr TRIAS Verlag

E-Mail-Leserservice
kundenservice@trias-verlag.de

Lektorat TRIAS Verlag
Postfach 30 05 04
70445 Stuttgart
Fax: 0711 89 31-748

Amerikanischer Originaltitel:
"The no-cry sleep solution for newborns"

1 2 3 4 5 6 7 8 9 QFR 21 20 19 18 17 16

ISBN 978- 1- 259- 64117- 6 MHID 1- 259- 64117- 1
e-ISBN 978- 1- 259- 64118- 3 e-MHID 1- 259- 64118- X

Bibliografische Information
der Deutschen Nationalbibliothek
Die Deutsche Nationalbibliothek verzeichnet diese
Publikation in der Deutschen Nationalbibliografie;
detaillierte bibliografische Daten sind im Internet
über http://dnb.d-nb.de abrufbar.

Programmplanung: Katja Widmann
Redaktion: Sophie Wölbling, Düsseldorf
Bildredaktion: Christoph Frick, Nadja Giesbrecht
Umschlaggestaltung und Layout:
Cyclus Visuelle Kommunikation, Stuttgart

Bildnachweis:
Coverfoto: Offset
Fotos im Innenteil: fotolia

1. Auflage

© 2018 TRIAS Verlag in Georg Thieme Verlag KG,
Rüdigerstraße 14, 70469 Stuttgart

Printed in Germany

Satz und Repro: Reemers Publishing Services GmbH,
Krefeld
Gesetzt in Adobe InDesign CC 2017
Druck: AZ Druck und Datentechnik GmbH, Kempten

Gedruckt auf chlorfrei gebleichtem Papier

ISBN 978-3-432-10515-4

Auch erhältlich als E-Book:
eISBN (ePub) 978-3-432-10517-8

1 2 3 4 5 6

Wichtiger Hinweis: Wie jede Wissenschaft ist die
Medizin ständigen Entwicklungen unterworfen. Forschung und klinische Erfahrung erweitern unsere
Erkenntnisse. Ganz besonders gilt das für die Be-
handlung und die medikamentöse Therapie. Bei allen in diesem Werk erwähnten Dosierungen oder
Applikationen, bei Rezepten und Übungsanleitun-
gen, bei Empfehlungen und Tipps dürfen Sie darauf
vertrauen: Autoren, Herausgeber und Verlag haben
große Sorgfalt darauf verwandt, dass diese Angaben dem Wissensstand bei Fertigstellung des Wer-
kes entsprechen. Rezepte werden gekocht und ausprobiert. Übungen und Übungsreihen haben sich in
der Praxis erfolgreich bewährt.

Besuchen Sie uns auf facebook!
www.facebook.com/
mama.mag.trias

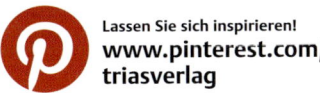

Lassen Sie sich inspirieren!
www.pinterest.com/
triasverlag

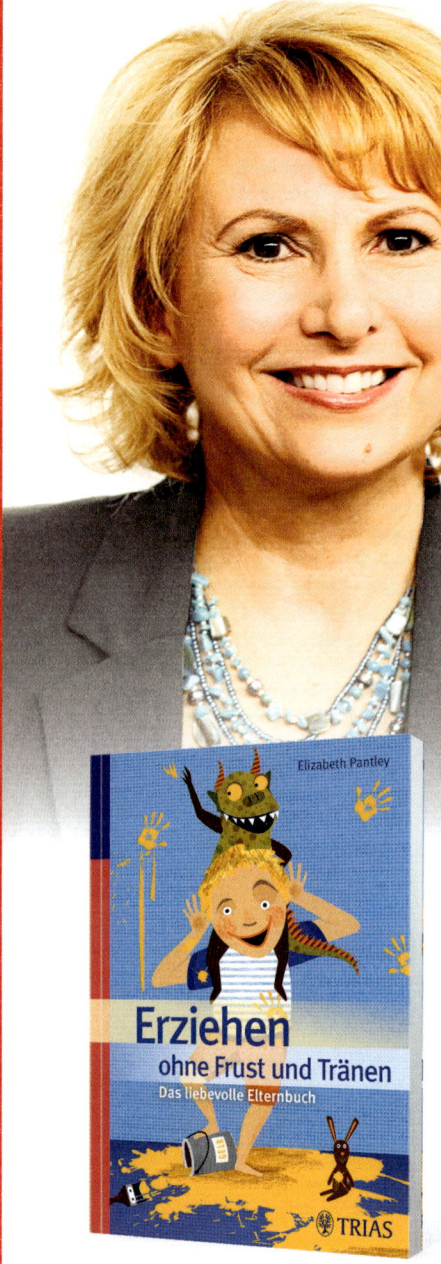
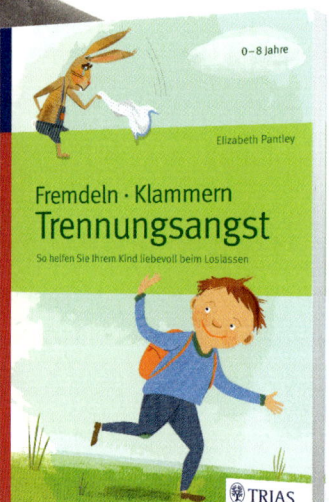
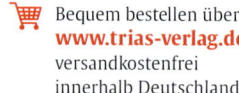